Uta van Deun

# Alzheimer – Der lange Weg des Abschiednehmens

**HERDER spektrum**

Band 5726

Das Buch

Eine große Liebesgeschichte. 30 Jahre dauerte sie und sie ist auch mit der Alzheimer-Erkrankung von Peter, dem Mann, nicht zu Ende. Peter war zeit seines Lebens ein erfolgreicher und erfolgsverwöhnter Werbefachmann. Langsam und fast unbemerkt schleicht sich die Krankheit ins Leben. Uta van Deun erzählt genau und liebevoll, wie sich hinter der Erkrankung immer wieder und immer noch die alte Persönlichkeit auffinden lässt, wie es sich lohnt zu kämpfen – auch um eine optimale Pflege. „Du sollst so bleiben wie du bist", sagt ihr Mann zu Uta van Deun. „Außer dir redet keiner mehr normal mit mir." Es ist ein wunderbares, herzergreifendes Buch darüber, dass die Krankheit nicht das letzte Wort hat. Und das allen Mut macht, solche schwierigen Zeiten zu durchstehen.

Die Autorin

Uta van Deun, geb. 1943, Psychologin, Schriftstellerin, wohnt in Baden-Baden.

Uta van Deun

# Alzheimer – Der lange Weg des Abschiednehmens

Tagebuch einer großen Liebe

HERDER

FREIBURG · BASEL · WIEN

Gedruckt auf umweltfreundlichem,
chlorfrei gebleichtem Papier

2. Auflage



Verlag Herder Freiburg im Breisgau 2006

www.herder.de
Herstellung: fgb · freiburger graphische betriebe 2007
www.fgb.de
Umschlaggestaltung und Konzeption:
R·M·E München / Roland Eschlbeck, Liana Tuchel
Umschlagfoto: © Joerg Buschmann/.buchcover.com
ISBN: 978-3-451-05726-7

*Ohne dich*

Kannst du nicht herunterkommen
von deiner Wolke
und mir sagen
daß du mich liebst?

Kannst du nicht zur Tür hereinkommen
und rufen „Wo bist Du?"

Kannst du mich nicht in den Arm nehmen
und alle Tränen hinwegküssen,
die ich weinte,
weil du nicht mehr bei mir bist?

*Uta*

# Inhaltsverzeichnis

## 3. Teil
## Erschöpfung
## 2001

## 4. Teil
## Der lange Weg des Abschiednehmens
## 2002 und 2003

## 5. Teil
## Nicht loslassen, sondern einlassen
## 2004



## 6. Teil
## Das Ende
## 21. Mai 2004

# Vorwort

Beim Sortieren meiner Unterlagen zu diesem Buch fiel mir ein Zettel in die Finger, auf dem ich folgendes notiert hatte:

11. Januar 1999 –
Peter: »Du sollst so bleiben wie du bist. Außer Dir redet keiner mehr normal mit mir.«
und: 13. Januar 1999 –
Peter: »Danke, Uta.« – Ich: »Für was?« – Peter: »Für alles. Du weißt schon.«

Ich habe geweint, als ich das las. Vielleicht hatte ich das Gespräch notiert, weil ich nicht vergessen wollte, wie wichtig es ist, sich nicht zu verstellen, auch wenn man dem anderen, der immer weniger begreift und einordnen kann, in etlichen Dingen überlegen ist.

Oft war mein Mann auch mir überlegen. Trotz seiner fortschreitenden Alzheimer-Krankheit. Sein Gespür für »echtes« Verhalten prägte sich immer mehr aus. Hier konnte ich nicht mithalten. Später dachte ich oft, daß er recht gehabt hat, als er seinerzeit diesen oder jenen Menschen ablehnte, weil er zum Beispiel gespürt hatte, daß dessen Freundlichkeit nur Manipulation bedeutete. Ich mußte manche bittere Enttäuschung erleben, weil ich nicht so genau hingeschaut, mich hatte blenden lassen. Da merkte ich, daß solche Begegnungen von Anfang an auf einem brüchigen Fundament gestanden hatten.

Gottlob war und ist die Beziehung zu meinem Mann durch Liebe und Vertrauen geprägt. Die Fehler, die ich im Verlauf der zehn Jahre seiner Erkrankung natürlich auch machte, habe ich mir ohne Schuld zugestanden, und er mir wohl ebenfalls. Er war mir gegenüber immer wohlgesonnen und ist es noch. Und so sage ich heute, im Februar 2004: »Danke, Peter.« Wenn er noch zusammenhängend sprechen könnte, würde er sicher fragen: »Für was?« Und ich würde ihm antworten: »Für alles. Du weißt schon.«

*Uta van Deun, im Februar 2004*

# 1. Teil

## Zeit der Annäherung an die Alzheimer-Krankheit

## 1993–1996

# Eine Liebesgeschichte

Wenn er sich damals, vor fast 30 Jahren, nicht so sehr um mich bemüht hätte, wäre das nie etwas mit uns geworden. Daran denke ich oft. Und weil er nicht locker ließ, fing ich mit ihm eine Liebesgeschichte an. Sie hatte Höhen und Tiefen. Manchmal gab es langweilige Kapitel. Aber Peters Beständigkeit und seine beharrliche Treue wurden unser Fundament. Und seine Großzügigkeit mir gegenüber. Er ließ mich los. Und das band mich an ihn. Er schwankte nicht in seiner Liebe und Freundschaft und ich somit ebenfalls nicht. Er war Petrus, der Fels. Und auf ihn konnte ich bauen. Immer.

Nach 22 Jahren bekam der Fels Sprünge. Wie bei seiner Mutter erlebt, zeigte er die Symptome der Alzheimer-Krankheit.

Es begann aber schon lange vor dieser Zeit. Das weiß ich jetzt.

Peter wurde plötzlich unsicher. Anders als der, den ich kennengelernt hatte, dem alles gelang. Der sich ins Auto setzte und sagte: »Um 15 Uhr werden wir in Hamburg sein und bei Inge Kaffee trinken.« Inge ist seine Mutter. Sie starb an der Alzheimer-Krankheit, wie ihre Mutter ebenfalls.

Am Anfang machte ich mir viele Gedanken darüber, warum meine Schwiegermutter gerade diese Krankheit hatte bekommen müssen, und später, warum mein Mann ebenfalls daran erkrankt war. Vielleicht waren sogar meine Erklärungsversuche richtig oder zumindest ein Teil der Wahrheit. Aber wem nützte dies alles? Die Krankheit nahm ihren Lauf, mit oder ohne Erklärungen. So ist mein Mann nun seit acht Jahren ein anderer und doch der gleiche. Es gibt keinen Grund, unsere Geschichte zu beenden. Obwohl sie mich mitunter unendlich traurig macht. Ich denke, daß es Liebesgeschichten gibt, die auch nach dem Tod weitergehen. Unsere scheint eine solche zu sein.

## Die Macht der guten Erinnerungen

Ich lese die zärtlichen Briefe von dir,
die du schriebst mir vor langer Zeit.
Wollt' wieder finden, was ich glaubte verloren –
Liebe, Glück und Geborgenheit.

Ich hab' mich erinnert. Ich war wieder jung.
Unser Leben ein einziger Tanz.
Darauf die Sorgen entschwanden,
und die Schatten verflogen.
Der Tag erstrahlte im Glanz.

Was wir beide uns gaben –
das ist nicht verschwunden.
Vergangenheit zwar, aber trotzdem im Sinn.
Das Wahre und Echte hat die Angst überwunden.
Ich werd' davon zehren, solange ich bin.

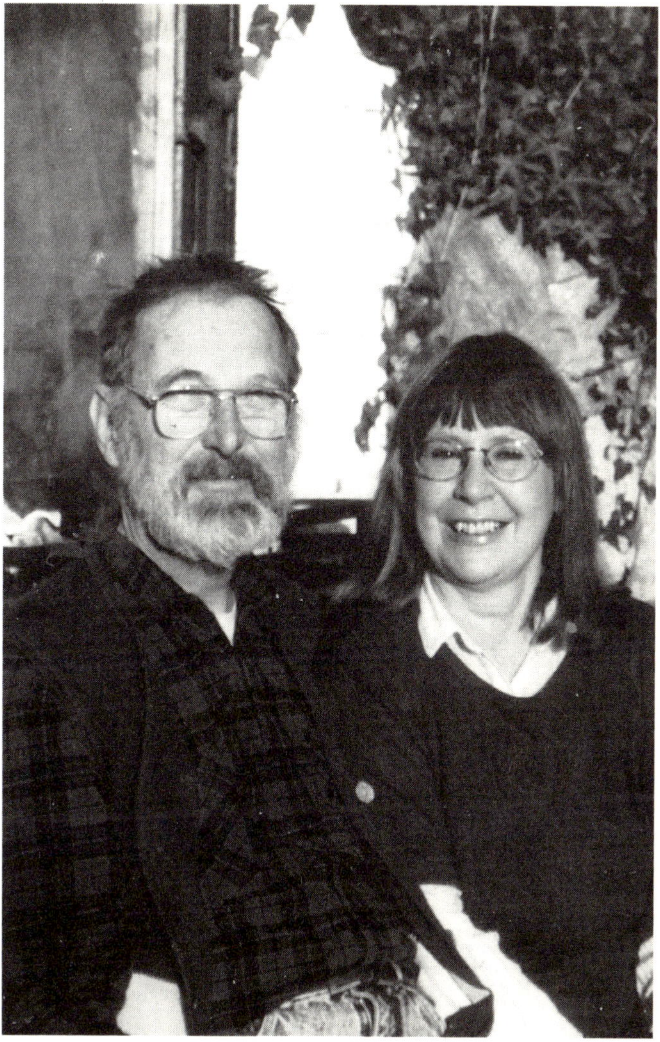

## Beisammen im Nebeneinander

In den ersten Jahren unserer Ehe in einer Kleinstadt bereitete Peter das Herumwerkeln im Garten großes Vergnügen. Wie ich später merkte, verstand er gar nicht so viel von Gartenarbeit. Aber er traute sich an alles heran.

Learning by doing. Ich weiß allerdings nicht, ob er überhaupt so viel dabei lernte. Ich hingegen, fing eine Sache meist gar nicht erst an, bevor ich mich nicht gründlich belesen hatte. Meine Gründlichkeit verhinderte manche Unternehmungen, zu denen ich dann gar nicht kam. Als ich Peter später pflegte, hatte ich nicht die Möglichkeit, dieses vorher zu studieren. Die Situationen stellten sich einfach, und ich mußte darauf reagieren. Jetzt traf es auf mich zu, dieses »learning by doing«. Ich merkte, was alles in mir steckte und war stolz, wenn ich die Dinge in den Griff bekam. Bemerkungen von Freunden, die sagten: »Das schaffst du doch gar nicht«, spornten mich geradezu an. Zum Beispiel als Peter begann, ins Bett und in die Hosen zu machen. Ich war ganz glücklich, als ich mit Hilfe einer freundlichen Apothekerin die richtige Windel fand und damit dann auch dieses Problem gelöst war. Gottlob ließ er sich auch alles gefallen. Ich hatte das Gefühl, daß er das Waschen untenherum genoß. Ich drangsalierte ihn allerdings auch nicht mit zuviel Sauberkeit.

Vor fast 30 Jahren, am Anfang unserer Ehe, war ich aber von meinem späteren, mutigen, Zupacken noch meilenweit entfernt. In jenem Sommer also, als Peter im Garten werkelte, saß ich in einem Liegestuhl und las. Mein Mann lief mit seiner Schubkarre, die mit Erde, Pflanzen und ähnlichem beladen war, hin und her und an mir vorbei. Wie aufgezogen kam er mir vor. Der Schweiß lief ihm übers Gesicht, und er schaute so glücklich drein. »Ist das schön«, sagte er, und wir lächelten uns an.

# Halb und doch ganz

Er war stets bei sich, und ich war bei mir.
Wir waren uns nahe im Nebeneinander.
Er spielte sein Spiel, und ich spielt' das meine.
Das gab uns die Freiheit fürs Beieinander.

Sogar als er krank wurd', auf mich angewiesen,
hat er nichts gefordert, erbeten, verlangt.
Habe freiwillig ihm meine Liebe bewiesen.
War ihm ganz nah. Hab's ihm damit gedankt.

Er hat mich geachtet und hat mich bereichert.
Das band mich an ihn. Macht' es mir möglich, zu geben.
Werde voll Freude mich an ihn erinnern,
wenn er wird gehn. Wird sein nicht mehr am Leben.

## Vorausahnung

Mein Mann geht nach Hamburg, holt seine achtzigjährige Mutter aus dem Heim und bringt sie in ihre Wohnung zurück, um sich dort um sie zu kümmern. Seine Mutter ist an Alzheimer erkrankt. Ich, seine Frau, wohne jetzt allein in unserem Haus, 500 Kilometer entfernt von Hamburg. Den Hund hat er mitgenommen. Zu seiner Gesellschaft und weil er glaubt, daß seine Mutter gern einen Hund hätte.

»Warum läßt dein Mann dich allein?« fragen meine Freunde.

Ich weiß es nicht. Mein Mann weiß es auch nicht. Er geht seinen Weg. Muß diesen Weg gehen. Ich lasse ihn aber nicht allein, wie ich ihn später auch nicht allein lassen werde. Ich fahre jede Woche nach Hamburg, so wie ich acht Jahre später jede Woche zu ihm 350 Kilometer in das Heim in die Schweiz fahren werde. Wenn er alzheimerkrank sein wird.

Ich glaube, er hat sich damals, im Sommer 1993, seiner Mutter auf einer tiefen Ebene seines Bewußtseins in ihrem Kranksein verbunden gefühlt. Als er sagte, er würde diese Krankheit nicht bekommen, muß er bereits geahnt haben, daß auch ihm das Schicksal seiner Mutter drohte. Als er dann selber krank wurde, sah ich noch lange seine Mutter in ihm und konnte ihn meistens verstehen.

So hat die Alzheimer-Krankheit ihn mir nicht ganz entreißen können.

*Peter pflegt im Jahre 1993 seine alzheimerkranke Mutter*

# Der späte Sieg der Mutter

»Wenn Kinder schreien, muß man sie füttern«, sagt die alte Frau, »oder in den Keller stellen.« Das leugnet ihr ältester Sohn. Nicht er sei in den Keller gestellt worden, sondern sein zwei Jahre jüngerer Bruder. »Du hast mir aber erzählt, du seist es gewesen, der im Keller bleiben mußte«, sagt seine Frau. »Dann habe ich es eben vergessen, ist ja auch egal«, antwortet er. »Hat mir nicht geschadet. Ich war ja erst ein halbes Jahr alt.« Der zweite Sohn kann sich auch nicht erinnern, die Tochter hat andere Sorgen, und der jüngste Sohn muß Geld verdienen, Karriere machen. Er ist erst vierzig.

»Auf was habe ich mich da eingelassen?« fragt sich die Frau. Die Geschwister ihres Mannes hatten früher auch Partnerinnen und Partner gehabt. Sie ist übriggeblieben, als die einzige Fremde in dieser Familie. Warum hält sie das aus? Über sich und ihn kann sie mit ihm nicht reden, über ihn allein auch nicht, da macht er zu, versteht nichts mehr, erinnert sich nicht. Sie sei schwierig, sagt er.

Er wohnt bei der Mutter und versorgt die Mutter, die sich auch an nichts erinnern kann, noch nicht einmal an das, was sie einen Augenblick vorher sagte oder tat. Wie gesagt – sogar den Hund seiner Frau hat er mitgenommen, zur Mutter und für die Mutter. »Was ist mir geblieben?« fragt die Frau. Erinnerungen, die sie aber mit ihm nicht zu teilen vermag, weil er vergißt, was vor einem Monat war, vor einem Jahr oder vor zehn. Wie seine Mutter.

»Mit kleinen Kindern kann ich nichts anfangen«, sagt die alte Frau. Als ihre Kinder erwachsen waren, war es der Mutter recht, daß sie ihnen Schuldgefühle machte, weil die Söhne und die Tochter sie angeblich so selten besuchten. Ein schlechtes Gewissen sollten sie deshalb aber haben. Das sei wenigstens etwas!

Die Kinder gingen aber immer zu ihrer Mutter. Das war ganz einfach; sie wohnten nämlich gegenüber. Die Mutter hat das heute, als alte Frau, vergessen. Oder sie holten die Mutter zu sich, als sie später weggezogen waren, viele Jahre lang. Sie hatten Mitleid mit der Mutter, die von ihrem Mann, dem Vater der Kinder, verlassen worden war.

Wenn die Kinder die Mutter besuchten oder die Mutter bei sich hatten, sagten sie ihr, was sie tun sollte, was richtig und falsch war, wer ihr Freund oder wer ihr Feind war. Die Mutter ist verwirrt. Was ist für sie richtig, und was ist für sie falsch? Wer ist wirklich ihr Freund, und wer ist wirklich ihr Feind? Am besten, sie vergißt das alles. »Aber die Kinder kommen mich auch gar nicht besuchen«, sagt sie. Und deshalb sollen sie ein schlechtes Gewissen haben.

Heute, mit achtzig, ist sie wirklich verwirrt und vergißt alles. Jetzt müssen es auch die glauben, die sagten, mit ihrem Unvermögen, sich zu erinnern, wollte sie sich dem Leben nicht stellen, würde gar nicht richtig leben.

Die Mutter kann Ärger äußern. Die Frau des ältesten Sohnes ist gekommen. Das paßt ihr nicht, sagt die Mutter. Wer ist mein Sohn? Ihr Mann, ein Freund, ein Bekannter? Manchmal ist der Sohn die Mutter der Mutter. Der Vater ist er gar nicht, und auf gar keinen Fall ist er ihr Sohn.

Sie kann Wut zeigen, die Mutter. Daß sie ihren ältesten Sohn, den sie für ihren Mann hält, jetzt nicht mehr allein hat, seit die Frau da ist, die sagt, sie sei die Frau ihres Sohnes – das verzerrt ihr Gesicht und macht sie zittern.

Sie hat Angst, die Mutter, daß ihr Sohn, der ihr Mann ist, weggeht mit der Frau, von der er sagt, daß sie seine Frau sei.

Weil sie sich nicht erinnern kann, wie das war, als ihr Mann sie damals, vor vielen Jahren, verlassen hat, kann sie auch nicht traurig sein. Vielleicht hat auch ihre Mutter oder ihr Vater sie in vielen Augenblicken verlassen, als sie ein Kind war. Gewiß wurde sie oft alleingelassen in ihrer Not. Aber daran kann sie sich nicht erinnern, hat sie sich nie zu erinnern gewagt, ihr ganzes Leben lang nicht. Und deshalb kann sie auch nicht traurig sein.

Vielleicht ist die Mutter gar keine Mutter, auch wenn sie ganz schnell ihre vier Kinder hintereinander mit Namen aufzählen kann. Vielleicht hat sie selbst ihre Kinder oft alleingelassen oder verlassen, wenn diese in Not waren und sie ihre Mutter, die wahrscheinlich gar keine Mutter sein konnte, gebraucht hätten. Das wird wohl so gewesen sein, und das ist traurig – für die Kinder. Vielleicht können sie sich noch erinnern? Oder wollen und können die das auch lieber nicht? Weil das weh tut, wenn man daran denkt, daß man verlassen worden ist in vielen Augenblicken des Lebens, in denen man eine Mutter oder einen Vater gebraucht hätte. Dann schon besser weg mit einem solchen Gedanken! Das bringt heute sowieso nichts mehr.

Die Mutter hat Löcher in der Hirnmasse. Das ist eine Krankheit. Die hat einen Namen. Wer nach Erklärungen sucht, tickt nicht richtig. Die alte Frau erregt sich über ihre Schwiegertochter, weil ihr nicht gefällt, was diese sagt. Und deshalb piepst's bei der und auch bei deren Mann, der eigentlich der Mann der Mutter ist, und der manchmal zu seiner richtigen Frau hält.

»Ich fahre jetzt wieder nach Hause«, sagt die fremde Frau. Da lacht die Mutter. Jetzt hat sie also doch noch gewonnen.

## Erste Irritationen

»Wir waren um fünf Uhr verabredet«, sage ich zu meinem Mann, als er um sechs Uhr kommt. »Ich habe mir Sorgen gemacht.«
»Du irrst dich«, sagt er. »Ich weiß genau, daß wir uns um sechs Uhr verabredet hatten.«

* * *

Im Haus gibt es in jedem Zimmer eine Uhr.
»Wie spät ist es?« fragt mich Peter.
»Du bist an drei Uhren vorbeigelaufen«, sage ich ärgerlich. »Wie wäre es, wenn du selber draufschaust, anstatt mich zu fragen?«

* * *

Wir fahren mit dem Auto in den Nachbarort.
Plötzlich biegt mein Mann von der Straße ab.
»Du fährst in die verkehrte Richtung«, sage ich.
»Ich wollte eine andere Strecke ausprobieren«, antwortet er mir.

* * *

Im Restaurant gibt mein Mann genausoviel Trinkgeld, wie die komplette Zeche ausmacht. Draußen vor der Tür stelle ich ihn zur Rede.
»Ich habe das absichtlich getan«, sagt er. »Das war doch sehr nett von mir.«

* * *

»Fahr nicht mitten auf der Straße«, sage ich.
»Ich fahre richtig«, sagt er. »Du hast ja keine Ahnung vom Autofahren.«

* * *

Peter wachst den Parkettboden ein. Das restliche Wachs verteilt er auf den Dichtungen der Eingangstür und auf den Fensterrahmen. Die Tür läßt sich daraufhin wegen der Verklebung nur noch schwer öffnen, und das Wachs rinnt an den Fensterscheiben herunter und läßt sich nur mit Mühe entfernen.
»So geht das aber nicht!« schimpfe ich.
»Ich möchte nicht in meine Arbeit hineingeredet bekommen«, kontert mein Mann. »So habe ich mir meinen Ruhestand nicht vorgestellt!«

# Herbst

Ich ärgere mich mitunter über dich.
Aber – ich liebe dich.

Ich kann nicht sein,
die ich bin.
Aber – ich liebe dich.

So ist das Leben –
unser Leben.

Es hat sich verändert,
wie sich alles gewandelt hat.

Was ist geblieben?
Ich liebe dich.

# 2. Teil

# Leben mit der Krankheit

## 1996–2000

## Ein Schrank muß keine Rückwand haben

Mein Mann hat sich immer gern handwerklich betätigt. In meinen Augen gelang ihm einfach alles – ich kann höchstens einen Nagel in die Wand schlagen. Ich fand das großartig. Als phantasievoller Mensch war er auf dem Gebiet des Um- und Ausbaus alter Häuser äußerst kreativ und unschlagbar. In den dreißig Jahren unserer Ehe renovierte er so nebenher, in seiner Freizeit, acht alte Häuser. Manche Handwerker schüttelten über Peters Baupläne ungläubig den Kopf, und sie staunten nicht schlecht, wie am Ende das in ihren Augen Unmögliche funktionierte. Zum Beispiel erinnere ich mich an Heizschlangen, die er im Wohnzimmer eines unserer Häuser in einem Sandboden versenkte, oder an Durchbrüche von dicken Steinmauern seines geliebten »Dorfmühlen«-Restaurants. »Witzbold« schrieben seine Helfer an die Wand, wo durchgebrochen werden sollte, weil sie es für ausgeschlossen hielten, daß dieses möglich wäre. Aber auch das funktionierte, genauso wie die Fußbodenheizung im Wohnzimmer vor dreißig Jahren.

Als er schon krank war und die ersten Symptome der Alzheimer-Krankheit sichtbar wurden, kaufte er sein letztes altes Haus.

Vier Jahre bereitete ihm das Herumwerken im Haus, in den verschiedenen Schuppen und im Garten große Freude. Am Anfang widersprach ich ihm oft, wenn er mir seine Arbeiten erklären wollte. Ich wies ihn darauf hin, wie man dieses oder jenes »richtig« macht, aber so nach und nach begriff ich, daß es unwichtig war, ob zum Beispiel ein Schrank eine Rückwand besaß oder nicht. Hauptsache war, daß Peter mit seinem Werk zufrieden sein konnte.

So entstanden doppelt isolierte Wände, weil er vergessen hatte, daß er bereits Dämmaterial eingezogen hatte. Beim Wachsen eines alten Holzfußbodens, dehnte er seine Arbeit auch auf

Fenster- und Türrahmen aus. Beim Öffnen kleben sie heute noch. Beim Ausbau eines Schuppens zu einem geplanten Gästezimmer, ließ er die Geräte für Küche und Bad vor unverputzten und nicht isolierten Wänden anschließen.

Letzten Endes erlebte er aber das gleiche, was er während seiner erfolgreichen, guten, Zeit erfahren hatte: Es funktionierte alles!

## Du erklärst mir die Skatregeln nicht

Als die Krankheit begann, vergaß mein Mann plötzlich, wie man Skat spielt.

Wir saßen an einem Samstagabend in unserer »Dorfmühle«, eine alte Mühle, die mein Mann zum Restaurant ausgebaut hatte. Wie an jedem Wochenende, trafen wir uns dort mit Freunden, um Karten zu spielen. Sein ganzes Leben hatte mein Mann gern gespielt. Bis zu jenem Tag waren das Schach, verschiedene Karten- und Gesellschaftsspiele. Peter benahm sich merkwürdig. Er wirkte unkonzentriert, bagatellisierte die Fehler, die er machte, und beschimpfte mich, daß ich ihm die Regeln des Skatspiels, das er mir vor Jahren beigebracht hatte, nicht erklären würde. Ich wehrte mich und sagte, er solle sich zusammennehmen. Je mehr er sich bemühte, um so schlechter spielte er. Unsere Freundin, die Spielpartnerin, sagte: »Das macht nichts. Das kann schon mal passieren.«

Ich war den Tränen nahe. Auch, weil ich meine Sorgen um Peter nicht auf den Tisch legen konnte. Die Freunde, die über die beginnende Alzheimer-Erkrankung Bescheid wußten, spielten Peters Schwierigkeiten herunter. Ich fühlte mich nicht ernst genommen und alleingelassen. Wenn sie behaupteten, Peters Fehler seien einmalige Mißgeschicke, klang das in meinen Ohren, als ob ich lügen würde.

Als wir am darauffolgenden Wochenende wieder Karten spielten und mein Mann sich wiederum schwertat, sagte ich unüberhörbar: »Der Peter versteht im Augenblick das Spiel nicht. Er weiß nicht mehr, welche Karten zusammengehören und welche man auf den Tisch legen muß.« Peter schaute entspannt. Der Abend wurde dann doch noch ein gelungener Spieleabend. Peter erinnerte sich wieder an die Skatregeln. Es war aber eine der letzten Spielrunden, an denen er sich beteiligen konnte.

***

## Roger Whittaker ist ein Sänger

Ich schiebe eine Kassette in den Rekorder. Roger Whittaker singt.

»Weißt du, wer da singt?« frage ich meinen Mann.

»Nein«, sagt er.

»Es ist ein Engländer mit einem Bart. Du hast ihn immer gern gehört«, versuche ich seinem Gedächtnis auf die Sprünge zu helfen.

»Ich kenne ihn nicht«, sagt Peter.

»Das gibt's doch gar nicht«, errege ich mich. »Den mußt du kennen. Wir waren sogar einmal in seinem Konzert.«

»Ich habe ihn nie gehört«, behauptet mein Mann.

Beim Abendessen versuche ich es noch einmal. Ich bedränge Peter aber mit keinen Fragen.

»Wie schön«, sagt Peter. »Das ist Roger Whittaker. Wir haben ihn einmal in einem Konzert in Frankfurt gehört. Erinnerst du dich?« fragt er mich.

Ab diesem Zeitpunkt habe ich es vermieden, ihn mit Fragen zu irritieren. Ich spielte die Musik, von der ich wußte, daß er sie gern hörte, ich bereitete das Essen zu, das er liebte, und ich suchte Orte mit ihm auf, von denen er mir immer wieder erzählt hatte. Ich versuchte, »in seinen Schuhen zu gehen«.

***

## Peter erkennt sein Berlin wieder

Als wir Peters Heimatstadt Berlin zu Drehaufnahmen für eine ZDF-Talkrunde besuchten, fand er sich allein nicht mehr zurecht. Er genoß es aber sehr, als wir in den Stadtteil Lichterfelde in den Kreutzerweg fuhren, wo er geboren war. Ich zeigte ihm sein Elternhaus. In dieser für ihn so wunderbaren Atmosphäre kamen seine Erinnerungen wieder. Er erkannte die Konditorei an der Ecke, fand den Friedhof, wo seine Großmutter begraben liegt, und die S-Bahn-Station, die er täglich benutzt hatte.

## Sie dürfen sich nicht verstellen

Ich lasse meinem Mann das Badewasser ein. Er kann das nicht mehr alleine. Mit der Regulierung des heißen und kalten Wassers kommt er nicht mehr zurecht. »Das ist zu kalt«, schimpft er. Ich lasse heißes Wasser zulaufen, aber nicht zu heiß, damit er sich nicht verbrüht. Es ist ihm immer noch zu kalt. Ich reguliere es erneut. »Du gönnst mir das heiße Wasser nicht«, klagt er mich an. Ich drehe an den Hebeln und Knöpfen, ich laufe die Treppe hinauf und hinunter (die Therme befindet sich im oberen Stockwerk), um ihn zufriedenzustellen. Und er schimpft und klagt, ist unzufrieden. Ich muß ihm in die Wanne helfen, später wieder aus der Wanne heraushelfen, ich muß bei der ganzen Badeprozedur anwesend sein, weil ihm auch das Einseifen und Abspülen der Seife nicht mehr gelingt und, und, und …

Das Badewasser ist angenehm warm, seine Haut rötet sich von der Wärme. »So gut hätte ich es gern auch einmal«, denke ich. Jetzt schüttelt sich Peter und sagt: »Brrr, wie kalt« und schlägt die Arme um sich, als ob er im Schneewasser sitzen würde.

Darf mir der Kragen platzen? Ich weiß es nicht. »Er kann nichts dafür, daß er so unleidlich ist«, denke ich.

»Sie dürfen sich nicht verstellen«, sagt unser Hausarzt, dem ich später die Episode schildere. »Sonst kann Ihr Mann Sie nicht mehr einordnen.«

Mein Mann, der dabeisitzt, nickt. »Nein, das darfst du wirklich nicht«, sagt er.

## Ich habe ihn meistens verstanden – das hat ihm und mir geholfen

Natürlich war ich mitunter wütend, wenn wieder einmal alles schiefging, die Vorwürfe nicht aufhörten, oder Peter mir Vorschriften machen wollte. Auf der einen Seite war er froh, daß ich ihm alles abnahm, auf der anderen Seite wollte er natürlich mitbestimmen, auch, wo er den Durchblick verloren hatte. Ich mußte Sachen erledigen, von denen ich keine Ahnung gehabt hatte. Zum Beispiel, die Unterlagen für die Steuererklärung zusammenstellen. Das fiel mir schwer. Und wenn Peter mir hineinredete, wurde ich nervös und wütend. »Dann mach's doch selber«, schrie ich. »Aber was rede ich! Du kannst es doch gar nicht mehr. Alles muß ich machen! Meinst du, ich mache das gerne? Und du meckerst noch an mir herum!« Ich knallte Türen zu und ließ ihn einfach stehen. Aber kaum, daß ich allein vor mich hinschluchzte, stellte ich ihn mir als das größere Häufchen Elend vor, das außerdem wahrscheinlich bereits den Grund des Streits vergessen hatte.

So war es dann auch meistens. Und ich merkte ihm an, wie froh er war, wenn ich ihm gegenübertrat, als wäre nichts gewesen.

Aber manches mußte eben erledigt werden. Hilfreich war in dieser frühen Phase der Krankheit, daß ich ihn hin und wieder bei Freunden lassen konnte. Deren beiden Kinder waren sechs und sieben Jahre alt. Mit ihnen spielte er stundenlang, genauso wie mit unserem fünfjährigen Enkel. In dieser Zeit erledigte ich die Dinge, die gemacht werden mußten.

Wenn er wieder zu Hause war, hatte ich mich wieder gefangen und widmete mich ausschließlich ihm.

*An meine Freunde, die glauben, daß mein Mann gar nicht krank ist*

## Großer, kleiner Peter

Der Peter sieht fast immer noch so aus, wie er ausgesehen hat,
als er noch ein erfolgreicher Werbeleiter war.
Manchmal spricht er auch in witzigen, passenden, Sätzen.
Die ihn nicht kannten, wie er früher war, denken:
»Der hat doch gar nichts.«
Doch – er hat etwas! Nämlich: die Alzheimer-Krankheit,
an deren Folgen er sterben wird.

Er kann gar nicht mehr – schon lange nicht mehr –
für sich selber sorgen.
Er kann sich nichts zum Essen und zum Trinken zubereiten,
geschweige denn mit Geld umgehen und sich etwas kaufen.
Er kann sich nicht anziehen, waschen, kämmen, die Zähne putzen.
Er kann keinen Fernseher einschalten, sich keine CD auflegen.
Er kann sich selber nichts Gutes tun.
Vor ein paar Jahren verstand er zwar nicht mehr die Spielregeln
des Lebens, konnte aber noch einige Züge machen.
So nach und nach vergißt er aber auch diese.

Wenn er nachts aufwacht, weiß er nicht,
ist es bald Zeit, ganz aufzustehn,
oder ist er gerade zu Bett gebracht worden.

Wenn ich nicht immer um ihn herum wäre,
würde er Angst bekommen.
Die Angst hätte ihn bald fest im Griff.
Und bald würde er keine witzigen, passenden Sätze mehr sagen.
Sie sind ein Lichtblick im Dunkeln.

Für ihn, wenn ich mich darüber freue und ihn lobe, und für mich,
wenn ich den früheren Peter durchschimmern sehe,
den ich liebte und liebe,
und der mir einen langen, langen Abschied zumutet.

Lieber großer, kleiner Peter.
Lieber kleiner, großer Peter.
Irgendwann wird mein Leben leer sein ohne dich.
Hoffentlich noch nicht so bald.

## Über das Frühstückmachen und andere Tätigkeiten, die nicht mehr gehen

Heute morgen stelle ich das Vorratsglas mit Peters Müsliflocken auf den Tisch, daneben seine Portion Joghurt. Peter sitzt und wartet – das glaube ich jedenfalls –, daß ich ihm seine Frühstücksmahlzeit zurechtmache. Früher hat er sich sein Frühstück selber zubereitet. Jetzt tue ich das. Fast unmerklich hat sich eingeschlichen, daß ich immer mehr für ihn übernehme.

Ich stehe von ihm abgewandt, um Obst kleinzuschneiden. Als ich fertig bin und mich zu ihm setze, ißt er bereits. Er hat in den großen Vorratsbecher Getreideflocken und das Gläschen Joghurt hineingeleert. In dem Moment fällt mir die Putenbrust ein, die er vor kurzem aus dem Tiefkühlfach nahm und nach wenigen Minuten des Erhitzens in der Mikrowelle essen wollte. Jetzt wird mir bewußt, warum ich immer mehr für ihn erledige. Er kann nicht mehr für sich sorgen.

Ich begreife, daß er nie mehr etwas meistern wird und andere Menschen für ihn sorgen müssen. Solange mir das möglich ist, werde ich das tun: ihn waschen, pflegen, für ihn einkaufen, ihm sein Essen zubereiten, sein Bett beziehen, ihn ankleiden, seine Wäsche waschen und, und, und. Mein Mann, der alles konnte, dem so vieles gelang, mußte und muß Abschied davon nehmen, Schach, Skat, Doppelkopf zu spielen. Der begnadete, einfallsreiche Hobbyhandwerker, der alte Häuser von Grund auf selber restaurieren konnte, von dem andere so vieles lernten, kann keinen Hocker mehr zusammensetzen, keine Heizung mehr anstellen, keine Bohrmaschine mehr bedienen und vieles andere auch nicht mehr. Auch im Garten eine Blume einzupflanzen, ein Stück Erde umzugraben oder Holz von einer Ecke in die andere zu schichten, ist ihm unmöglich geworden.

Ich darf ihm das aber nicht vor Augen führen. Es wäre zu schrecklich für ihn. Und das will ich nicht.

* * *

Peter sitzt auf der Treppe und schaut mir zu, wie ich mich im Garten abmühe.
»Du führst die Aufsicht«, sage ich. »Du bist der Boß.«
»Ich bin kein Boß mehr«, antwortet er mir.

## Peter kann sich nicht mehr allein beschäftigen

Peter gräbt im Garten ein Loch, um einen kleinen Strauch hineinzupflanzen. Während des Grabens legt er den Spaten zur Seite und geht weg. Die Pflanze liegt neben der ausgehobenen Erde. Peter hat vergessen, daß er sie einpflanzen wollte.

Er weiß nicht mehr um die Folgerichtigkeit von Handlungsabläufen. Tätigkeiten, wenn überhaupt angefangen, werden nicht mehr zu Ende gebracht, weil er den Anfang vergessen hat. Es ist vergleichbar mit einem Spiel: Er kann zwar noch die Karten in der Hand halten oder Kugeln werfen – die Regeln des Spiels aber hat er vergessen.

Es ist inzwischen unmöglich, Peter zu beschäftigen.

Um ihm etwas zu tun zu geben, schlug ich ihm vor ein paar Tagen vor, einen kleinen Berg der im Freien gelagerten Kaminholzscheite in eine Ecke des Schuppens zu tragen. Eine Arbeit, die in zehn Minuten erledigt gewesen wäre. Er schaffte es nicht. Zwei Stunden hat er verwirrt vor dem Stapel gestanden, war im Garten hin- und hergelaufen, bis er schließlich aufgab. Im Bewußtsein, daß ihm nichts mehr gelingt, sagte er unglücklich: »Ich kann aber auch gar nichts mehr.«

Manchmal muß ich ihn beruhigen. Und ich antworte: »Du mußt nichts mehr tun. Du bist jetzt Rentner. Du hast genug gearbeitet in deinem Leben.«

Immer schaffe ich es aber nicht, daß er dann ruhig wird.

## Peter kann sich nicht mehr orientieren und kann nicht mehr warten

Vor einem halben Jahr berichtete Peter einer Freundin, er leide an der Alzheimer-Krankheit. Er sagte dieses ohne Scheu und Traurigkeit. Heute erwähnt er das Wort »Alzheimer« nicht mehr. Er sei völlig gesund, sagt er. Er wisse, wie er heiße und wo er wohne.

Das ist aber nicht richtig. Seinen Namen weiß er noch, aber nach Hause würde er nicht mehr finden. Ich sage »würde«, weil er keine Möglichkeit hat, sich zu verlaufen. Ich bin immer neben ihm. Manchmal sage ich zu ihm, wenn wir mit dem Bus fahren: »So, nun sage du, wo wir aussteigen oder einsteigen müssen.« Ich schlage das vor, damit er sich wichtig und nützlich vorkommen kann – wenigstens für diesen Augenblick.

Wenn unser Bus, die Nummer 216, kommt und ich auf diesen zugehe, fragt er mich jedesmal: »Ist das unser Bus?« Er fragt das gleiche, wenn der Bus Nummer 201 oder der Bus Nr. 208 an der Haltestelle anhalten. Peter erkennt auch die einzelnen Haltestellen nicht mehr, und wenn wir aussteigen müssen, bleibt er sitzen. Auch die Umgebung kenne er nicht, sagt er. Er habe diese Landschaft noch nie gesehen.

Vor ein paar Monaten konnte er noch auf mich warten, wenn ich in Baden-Baden ein paar Besorgungen machte. Er las dann die Zeitung, oder tat so, als läse er die Zeitung, in einem Café in der Fußgängerzone. An einem Tag, als ich vom Einkaufen ins Café zurückkehrte, war er verschwunden. Wenige Häuser weiter hatte ihn der Apotheker, der um Peters Krankheit weiß, erkannt, als er an seinem Schaufenster vorbeischlenderte. Herr W. ging schnell hinaus und verwickelte meinen Mann in ein Gespräch. So fand ich ihn schnell wieder.

Die Zeit, daß ich allein kurzfristig etwas unternehmen konnte, ist vorbei.

# Genervt und gestreßt

Heute morgen wurde unser Plastikmüll abgeholt.

Peter hatte sich heute morgen, an diesem schönen Sommertag, – der Wetterbericht hatte 27 Grad angekündigt – allein angekleidet. Über eine dicke Jogginghose hatte er eine wattierte Winterhose gestreift. Am Oberkörper trug er ein Flanellhemd und darüber einen Pullover, die komplette Bekleidung über dem Schlafanzug. Nachdem ich ihn überredet hatte, alles wieder auszuziehen, ihn gewaschen, rasiert, der Jahreszeit entsprechend gekleidet hatte, hielt ich es zu Hause nicht mehr aus und ging völlig »genervt« zu einer Freundin frühstücken.

Ich ließ Peter aber nicht allein im Haus zurück, wie ich das nie mehr tue. Weil sein Zeitgefühl abhanden gekommen ist, weiß er nicht, wie lange ich wegbleibe und käme sich verlassen vor. Vielleicht würde er denken, daß ich überhaupt nicht wiederkomme. Ich stelle mir vor, daß Alleinsein für ihn qualvoll ist, eine Art Folter. Ein Handwerker war inzwischen gekommen und machte sich an unserem Haus zu schaffen. Bevor ich wegging, sagte ich zu ihm, er solle ein Auge auf Peter haben.

Als ich nach knapp zwei Stunden wieder nach Hause kam, hatte mein Mann die Mülltonne wieder geleert, die ich am Abend zuvor bereitgestellt hatte. Über eine Stunde hatte ich am Tag zuvor in den verschiedenen Schuppen verstreute Plastikmatten, verrostete Eisenteile und alles mögliche zusammengesucht und war froh gewesen, daß ich ein wenig Ordnung geschaffen hatte. Nun hatte er sämtlichen Schrott in den Schuppen wieder verteilt und statt dessen eine antike Ziehharmonika in die Mülltonne geworfen.

Auch wenn man weiß, daß sein Tun keinem bösen Willen entspringt, ist es schwer, gelassen damit umzugehen.

## Ermutigung

Gib nicht auf,
sagt der Freund.
Wir sind auch noch da,
sagt die Freundin.
Wir bekommen das in den Griff,
sagen beide.
Du bist nicht allein.

Wir lieben dich,
versichern die Freunde,
die in der Ferne sind.
Das wiegt die Enttäuschung über jene auf,
die uns im Stich ließen.

Ich bewundere dich,
ermutigt die Tochter.
Wir verstehen dich,
tröstet der Schwiegersohn.

Gib nicht auf,
sagt der Freund.

Wir lieben den Opa,
betont der Enkel.
Ich liebe ihn auch, weine ich.
Er hat unsere Fürsorge verdient.

Gib nicht auf,
sagt der Freund.

## Der Gutachter der Pflegeversicherung sagt, daß mein Mann allein leben kann

Heute war der Gutachter von der Pflegeversicherung bei uns und hat gesagt, mein Mann könne allein leben bzw. seinen Alltag allein gestalten. Ich sei dafür entbehrlich.

»Machen Sie bitte einen Knopf an Ihrem Hemd auf und zu«, sagt er zu meinem Mann. Peter schließt den oberen Knopf an seinem Hemd, das ich ihm angezogen habe. »Kann sich alleine anziehen«, notiert der Gutachter in seinem Fragebogen.

»Wissen Sie, wo Sie wohnen?« fragt der Gutachter. »Mauerbergstraße«, sagt Peter. »Kann sich allein orientieren«, vermerkt Dr. S.

»Was machen Sie den ganzen Tag?« fragt der Arzt. »Ich arbeite viel im Garten«, sagt Peter. »Kann sich allein beschäftigen«, kreuzt der Gutachter an.

»Ihr Mann ist fähig, allein seine Körperpflege zu erledigen, er findet Bad und Toilette«, sagt der Gutachter, der gar nicht unser Haus betreten hat, weil er auf der Gartenbank seine Kreuzchen eintrug. Dazu hat er zwanzig Minuten gebraucht. Der Fragebogen war recht lang. Da mußte er sich ranhalten.

»Manche versuchen, nach einem halben Jahr erneut einen Antrag auf Leistungserstattung aus der Pflegekasse zu stellen«, sagt der Gutachter, als er sich verabschiedet. Dabei hat er einen warnenden Unterton in der Stimme.

## Jeden Tag die Krankheit annehmen, und: man darf nicht zuviel Angst haben

Im vierten und fünften Jahr seiner Krankheit fuhr mein Mann Peter noch mit dem Auto. Ein Jahr, bevor die Diagnose »Alzheimer« gestellt wurde, hatte er sich ein neues Auto gekauft. Ich redete es ihm nicht aus, weil ich sah, welch' große Freude ihm das Herumfahren bereitete. Am Anfang ging das auch noch sehr gut. Dann wurde seine Fahrweise aber immer abenteuerlicher. Er fuhr mitten auf der Fahrbahn, überholte, ohne zu blinken, oder kroch so langsam dahin, daß sich hupende Autoschlangen hinter uns bildeten. Er fuhr aber niemals allein. Das wollte er nicht. Als seine Beifahrerin vermittelte ich ihm wohl eine gewisse Sicherheit. Ich denke, seine Orientierungsschwierigkeiten waren ihm bewußt, wenn er sie auch nicht zugab. Die Strecken, die er mit mir zurücklegte, wurden immer kürzer. Zum Schluß fuhren wir nur noch in den zwei Kilometer entfernten Nachbarort, um einzukaufen, oder in einem Bistro einzukehren. Wenn ich mich auf dem Beifahrersitz niederließ, folgte ich dem Motto: »Augen zu und durch«. Mir war klar, daß sein Autofahren bald ein Ende finden würde.

Eines Tages, im Spätsommer des Jahres 1999, verkündete er beim Frühstück, wir sollten unsere Freunde im 150 Kilometer entfernten Auerbach besuchen. »Du kannst das ja tun«, sagte ich ruhig. »Aber ohne mich.«

Als wir nach dem Frühstück unser Haus verließen, lief er an seinem Auto vorbei, und wir fuhren mit dem Bus in die Stadt. Ab diesem Zeitpunkt war Autofahren für ihn kein Thema mehr.

Der rote VW »Caddy« stand noch ein Jahr lang vor unserem Haus. Im Vorbeilaufen klopfte Peter kurz auf den Kotflügel und beachtete ihn nicht weiter.

Als unser Freund zu Besuch kam und mein Mann zu ihm sagte »Fahr du!«, habe ich das Auto verkauft.

*Nicht immer findet man den Schlüssel zum seltsamen Verhalten des Alzheimerkranken*

## Sie sind alle von der Stasi

Mein Mann und ich befinden uns mit anderen Kranken und ihren Angehörigen aus unserer Gruppe in Baden-Baden in einem betreuten Urlaub für Alzheimerkranke in Mecklenburg-Vorpommern an der Ostsee.

Alleen, Fachwerk- und reetgedeckte Häuser, kleine Flüßchen, gesäumt von uralten Weiden, prägen das Landschaftsbild.

Die Familie meines Mannes stammt aus Stettin, und er ist in Berlin geboren. Das letzte Haus seines Vaters war ein Haus mit einem Reetdach. Meinem Mann kommt das alles sehr vertraut vor. Manchmal sagt er, daß der Gasthof, in dem wir die Mahlzeiten einnehmen, seines Vaters ehemaliges Haus sei, oder er meint, die Allee zu kennen. Die sei er häufig mit dem Rad entlanggefahren, und in dem angrenzenden Wäldchen habe der Vater eine Baumschule gehabt. Mein Mann fühlt sich offensichtlich wohl in dieser Umgebung.

Nach fünf Tagen kippt sein Zustand. Plötzlich versteinert sein Gesicht, wenn er den Gastraum betritt. Die vielen Menschen seien ihm alle fremd, sagt er. Und er wird ungehalten, wenn ihn jemand versucht aufzuheitern. Von Tag zu Tag wird er unzufriedener.

Besonders schlimm ist es, wenn der Leiter des Urlaubsprojektes erscheint. »Das ist einer von der Stasi«, sagt mein Mann. »Und die vielen anderen Menschen, die ich nicht kenne, sind ebenfalls Spitzel. Man muß vorsichtig sein.«

All meine Beruhigungsversuche fruchten nichts. Außer mir kann er keinen anderen Menschen mehr ertragen. Er will weg.

»Was soll ich hier überhaupt?« Und: »Du bist naiv«, sagt er zu mir, weil ich keine Gefahr erkenne. »Du hast ja keine Ahnung.«

Abends sitze ich weinend vor unserem Bungalow, weil wir nirgends mehr hingehen können, weil überall die Stasi lauere.

Meine Nachbarin, wie ich hier im »Urlaub« mit ihrem Mann, lädt uns auf ein Glas Wein zu sich ein. So sehr sich die beiden auch bemühen, die schlimmen Befürchtungen meines Mannes vergessen zu machen – sie haben keinen Erfolg.

Da kommt mir eine Idee. Der Gedanke, daß Peter durch den Leiter des Urlaubsprojektes an jemanden erinnert wird, beschäftigt mich schon seit Tagen. Aber an wen? Dazu wollte mir nichts einfallen. Was mir jetzt durch den Kopf schießt, könnte vielleicht etwas mit der Verstimmung meines Mannes zu tun haben.

»Sag einmal«, wende ich mich an meinen Mann. »Du warst doch als junger Mann von den Russen eingesperrt. Damals, als in Berlin der Aufstand war. Du hattest als Student in einer Druckerei gearbeitet und warst neugierig, was im Ostteil von Berlin passierte. Du bist mit dem Rad hingefahren, um zu schauen und wurdest von den Russen einfach mitgenommen, verhaftet also, und ins Gefängnis gesteckt. Du bist wochenlang verhört worden. Der Mann, der dich ständig verhört hat, ein Russe, war mißtrauisch, weil du aus einer Druckerei gekommen warst. Kann es sein, daß dich Herr S., von dem du glaubst, daß er ein Stasi-Mann ist, an diesen Russen erinnert, der dich immer verhört hat?«

»Ja«, sagt mein Mann, »der hat immer auf mich eingeredet.« Jetzt weint Peter.

»Weine nur«, sage ich. »Jetzt kann er dir nichts mehr tun. Ich passe auf dich auf.«

»Wirklich?« fragt mein Mann.

»Aber klar doch«, sage ich und umarme ihn.

***

# Peter glaubt, daß er seinem Sohn helfen muß

Um meinem Mann eine Freude zu machen, lade ich seinen Sohn ein. Abends, in unserem Stammlokal, erzählt dieser von einer neuen Berufsausbildung. Mein Mann rutscht unruhig auf dem Stuhl hin und her. Das tut er sonst nie.

»Was soll ich nur machen?« fragt er. »Was kann ich bloß machen?«

Ich weiß, daß sich Peter um seinen Sohn stets gesorgt hat und diesem immer helfen wollte. Ich wende mich an meinen unruhigen Mann und frage: »Meinst du, daß du für deinen Sohn irgend etwas machen mußt? Glaubst du, du mußt ihm helfen?«

»Ja«, sagt mein Mann.

»Diesmal mußt du gar nichts tun«, sage ich. »Überhaupt nichts. Er ist gekommen, um *dir* zu helfen.«

Mein Mann schaut ungläubig.

»Doch wirklich«, schreie ich fast. »Wenn G. hier von einer Fortbildung berichtet, bedeutet das, daß er ein Geschäft aufmachen will. Er möchte sich selbständig machen. Und dafür muß er noch einiges lernen.«

»Stimmt doch?« frage ich Peters Sohn.

Der hat begriffen, was hier vorgeht und nickt.

»Dann ist es ja gut«, sagt mein Mann und freut sich.

# Der Engländer, der ein Japaner war

Bei einer unserer Busfahrten nahm Peter einen Mann ins Visier. »Da vorne sitzt der Engländer«, sagt er. »Ich muß ihm helfen.« An Aussprüche dieser Art bereits gewöhnt, reagiere ich nicht. Was hätte ich auch sagen sollen? Wenn ich ihn berichtigt hätte, daß dies ein einheimischer Fahrgast sei, wäre Peter irritiert gewesen. »Für ihn ist das eben ein Engländer«, dachte ich. Wahrscheinlich habe ich auch zustimmend genickt. Ich maß Peters Ausspruch keinerlei Bedeutung bei.

Zu Hause angekommen, wollte Peter sofort umkehren, um dem Engländer zu helfen. Dieser kenne sich nicht aus. Er habe eine Menge Gepäck bei sich. Man könne ihn nicht einfach an der Haltestelle stehen lassen. Jetzt fing mich Peters Verhalten zu interessieren an. Ich ließ ihn zur Haltestelle zurückgehen und blieb selber im nötigen Abstand hinter ihm, damit er mich nicht wahrnehmen konnte.

Selbstverständlich stand niemand an der Haltestelle. Peter kehrte aber nicht um, sondern verschwand im gegenüberliegenden Lokal. Die junge Besitzerin kannte uns, wußte aber nichts über die Alzheimer-Erkrankung. Ich schaute durchs Fenster und beobachtete, daß Peter auf sie einredete. Sie sah hilflos aus und tat mir leid. Wie zufällig vorbeigekommen, ging ich in die Gaststätte und wandte mich meinem Mann zu. »Da bist du ja«, tat ich überrascht. »Komm schnell, dein Bruder ist am Telefon. Ich habe dich schon gesucht.« Zur Wirtin sagte ich: »Ich erklär dir später alles«, und nickte ihr zu.

Am nächsten Tag klärte ich sie dann über Peters Krankheit auf. Alles, was sie bisher mit uns erlebt hatte und ihr wunderlich vorgekommen war, bekam plötzlich einen Sinn.

»Zu mir hat Peter gesagt, er müsse einem Japaner helfen«, sagte Steffi und lachte.

# Schicksalswege

Kann man dreh'n am Rad des Lebens,
oder schau'n wir hilflos zu,
wenn wir an die Grenzen stoßen,
die uns stören immerzu?

Woll'n wir diese überwinden,
ist es uns're eig'ne Kraft,
die uns hierzu dann befähigt.
Dürfen stolz sein, wenn's geschafft!

Es muß die Lieb' sein, die uns leitet.
Durch Vorsicht kommt die inn're Ruh.
Auch wenn Gemeinsames uns bindet –
bin ich stets ich und du bist du.

## Sohn-Vater-Beziehung

Im achten Jahr der Krankheit schreibt mir der Sohn aus der ersten Ehe meines Mannes, daß er seinen Vater nicht mehr sehen möchte. Immer wieder hatte ich versucht, ihn dazu zu bewegen, seinen Papa, der damals seit sieben Monaten im Schweizer Heim *Sonnweid* lebte, zu besuchen. Er schreibt mir also, daß er nicht dorthin und auch sonst nirgendwohin kommen wird und gibt hierfür keine Erklärung ab.

Er schreibt: »Als ich euch vor einem Jahr besuchte, wußte ich, daß ich meinen Vater nicht mehr wiedersehen will.«

Ich denke: »Was hat der Peter seinem Sohn getan, angetan, daß dieser so herzlos reagiert?« Ich weiß es nicht.

Aber zurück ins Jahr 2000. Damals hatte ich Peters Sohn eingeladen, weil ich meinem Mann eine Freude machen wollte. Zur Einladung gehörte auch als Geschenk die Bahnfahrt von Hamburg nach Baden-Baden und zurück. Mir war klar, daß Peter etwas dagegen gehabt hätte, dem fast Vierzigjährigen den Weg zu ihm, dem kranken Vater, zu bezahlen. Ich wußte aber auch, daß sein Sohn sonst nicht gekommen wäre.

Der Besuch des Sohnes war für niemanden eine Freude. Dieser kümmerte sich überhaupt nicht um seinen Vater, wie ich mir das erhofft hatte. Die meiste Zeit saß G. auf dem Sofa, las in seinem mitgebrachten Buch, oder spielte die CDs, die er gerne hören wollte und nicht die Musik, die sein Vater liebte. Am zweiten Abend seines Besuches wollte ich zu Freunden gehen, allein, weil mir das schon lange nicht mehr möglich gewesen war, ließ es dann aber sein, weil ich merkte, wie unglücklich mein Mann dreinschaute, wenn ich ihn während des dreitägigen Besuchs ab und zu kurz mit dem Sohn allein ließ.

Am Abreisemorgen sagte ich zu meinem Mann, er solle freundlich zu seinem Sohn sein. Peter schaute mich an und sagte entrüstet: »Da ist ja nichts. Da war nichts. Und der hat ja überhaupt nichts gemacht.«

## Tochter-Vater-Beziehung und welche Rolle ich dabei spiele

Im siebenten Jahr der Krankheit schreibt die fast vierzigjährige Tochter aus der ersten Ehe an ihren Vater: »Ich würde Dich gern besuchen und Dir einen Apfelkuchen backen.«

Ich hatte der Tochter mitgeteilt, wie es um ihren Papa steht. Daß er längst nicht mehr lesen und keinen Gesprächen mehr folgen kann. Daß er beim Essen Hilfe braucht. Daß er anfängt, inkontinent zu werden. Das bedeutet, daß ich aufwache, weil ich ein Plätschern höre. Ich sehe ihn vor dem Bett stehen und dorthin pinkeln, oder wenn ich nicht immer aufpasse, in irgendwelche Ecken oder in Sessel. Darauf geht sie aber gar nicht ein, sondern schreibt beharrlich weiter an ihren Vater und übersieht und überhört mich. Wie sie es immer getan hat. Sie ist böse auf mich, weil ihr Papa, als sie noch ein Kind war, mir vor dreißig Jahren sein Herz schenkte. Sie glaubt, daß ich es gestohlen habe, so wie sie mir damals, ihrer vermeintlichen Konkurrentin, ein Schmuckherzchen wegnahm, das ihr Vater mir geschenkt hatte.

Es ist aber gar nicht wahr, daß ich ihr die Liebe ihres Vaters wegnahm. Er schenkte sie mir freiwillig. Ich verstehe, daß der Tochter das weh tut. Immer noch. Sie glaubt, daß sie sich immer hat anstrengen müssen, um die Zuneigung ihres Vaters zu gewinnen.

Deshalb kann sie mich nicht akzeptieren und schreibt weiter an ihren Vater, der sie gar nicht mehr versteht.

## Letzte Wegstrecke

Komm mit, versuch den andern Pfad.
Du wirst es nicht bereuen.
Verlaß den glatten, graden Weg.
Begib dich auf ein' neuen.

Wirst spüren dich, wenn du dann siehst
viel Leid, Gebrechlichkeit und Not.
Erkennst mit großer Zuversicht –
zum Leben auch gehört der Tod.

Durch Mitgefühl und Fürsorge
wächst große Kraft dir zu.
Die Angst verfliegt.
Hast endlich Mut zum Du.

Begreif, daß so das Leben ist gemeint.
Komm, laß dich ein. Jetzt und sofort.
Plan nicht so viel.
Sonst bist du heut schon tot – an diesem schönen Ort.

# 3. Teil

# Erschöpfung

# 2001

# Wie auf einem Pulverfaß

Peter ist jetzt häufig unzufrieden. Ich habe Angst vor jedem neuen Tag. Wenn wir morgens aufstehen, sehe ich ihm an, wie er gestimmt ist. Oft blickt er mißtrauisch und ärgerlich. Die Menschen, die er früher gemocht, offenbar aber nur toleriert hatte, finden jetzt keine Gnade mehr. Trotzdem versuche ich, mich so oft wie möglich mit Freunden zu treffen, weil ich das Alleinsein mit ihm nicht ertrage und mich nicht isolieren will. Das wird zunehmend schwieriger. Ich weiß nie im voraus, wie Peter sich verhalten wird. Wird er vom Tisch einfach aufstehen und weggehen, wird er über unsere Freunde herziehen, oder über andere Gäste, wenn wir in ein Lokal gehen? Es ist, als sitze ich auf einem Pulverfaß. Einmal bewertete er die Tischnachbarin: »Ach Gott, ist die häßlich«, oder verdächtigte unseren Nachbarn, ihm aus seinem Schuppen etwas gestohlen zu haben.

Wenn wir ausgehen, besuchen wir nur noch Lokale, wo der Wirt oder die Wirtin um seinen Zustand wissen und wo es nicht gar zu peinlich anmutet, wenn Peter einfach aufsteht, im Raum herumläuft und sich zu fremden Gästen stellt. Mit Messer und Gabel kann er nicht mehr essen. Und so bestelle ich für mich und ihn meist einen »Flammkuchen«, eine Art Pizza, den man in mundgerechte Stücke schneiden und aus der Hand essen kann.

Unsere Freunde stellen immer mehr den Kontakt mit uns ein und sehen sich nicht mehr in der Lage, mir meinen Mann für ein paar Stunden, geschweige länger, abzunehmen.

## Jetzt kommt es heraus

Ein junger, badischer Zivildienstleistender in der Tagesstätte, der sich um Peter anfangs sehr bemühte, blieb für meinen Mann der ungeliebte »Amerikaner«. Der junge Mann wurde mit bösen Blicken bedacht und öfter mal angerempelt. Wenn Peter mit dem Kleinbus nach Hause gebracht wurde, sprang ich schnell dazu, um den Sicherheitsgurt zu lösen. Der Zivi traute sich das nicht, oder hatte hierzu keine Lust. Ich verstand das. Bei allem Verständnis für Demenzkranke – aber wer läßt sich schon gern unfreundlich behandeln!

Einen anderen, fremden, gutaussehenden Mann blaffte Peter auf der Straße mit den Worten an: »Warum schauen Sie so blöd?« Oder einmal in unserem Stammbistro: Peter sprang plötzlich auf jemanden zu, packte ihn am Revers und schüttelte ihn.

Meistens waren es Männer, denen mein früher so liebenswürdiger Mann an die Gurgel ging. Ob es eine über viele Jahre unterdrückte Eifersucht war, die sich plötzlich Bahn brach? Ich weiß es nicht. Es gehörten schon immer auch Männer zu meinem Freundeskreis, und Peter hatte sich in den vielen Jahren unserer Ehe niemals eifersüchtig gezeigt. Jetzt kam plötzlich etwas Elementares bei ihm zum Vorschein, was ich noch nicht erlebt hatte. »Jetzt kommt es heraus«, dachte ich.

# Erschöpfung

Im siebenten Jahr der Alzheimer-Erkrankung meines Mannes kam vom Fernsehen ein Filmteam zu uns nach Hause und filmte unseren Alltag. Das bedeutete, in der Hauptsache *meinen* Einsatz für Peter. Sie filmten ihn früh im Bett, als ich ihm den Tee brachte, ihm Vitaminpillen in den Mund schob, ihn rasierte, Schuhe band, ihn ankleidete, Essen für ihn zubereitete, mit ihm spazierenging und ihm die Welt erklärte. Es wurde deutlich, daß ich Tag und Nacht für meinen Mann da war.

Als der Film, drei Monate nach den Dreharbeiten, bei einem Kongreß vorgeführt wurde, stellte mir eine Journalistin die Frage, was *ich* mir wünsche. Die Frage verblüffte mich. Bisher war ich es gewohnt, daß man sich nach dem Befinden meines Mannes erkundigte und an meinem Wohlergehen wenig oder gar kein Interesse zeigte. Im Gegenteil. Oft mußte ich mir anhören, daß mein Mann, der sich damals verbal noch sehr gut artikulieren konnte, gut aussähe und völlig gesund wirke. Wenn überhaupt, müsse er sich wohl in einem sehr frühen Stadium der Krankheit befinden.

»Ich wünsche mir Urlaub«, sagte ich zu der Journalistin. »Vier Wochen, nur für mich allein.«

## Erste Kontakte zum Heim Sonnweid

Der Heimleiter der *Sonnweid* kommt während eines Alzheimer-Kongresses auf mich zu und sagt: »Wir nehmen auch Feriengäste. Ihr Mann kann zu uns kommen.« Am liebsten wäre ich ihm um den Hals gefallen. Ich kenne sein Heim durch einen äußerst beeindruckenden Film. »Wenn Peter dort eine Weile sein könnte«, denke ich, »brauchte ich mir keine Sorgen zu machen.«

Vier Wochen später fahre ich in die Schweiz, um mir das Heim für Demenzkranke, die *Sonnweid,* anzusehen. Natürlich mache ich mir trotzdem viele Gedanken. »Wird er sich dort wohl fühlen? Wird man ihm gerecht werden? Sicher wird er mich und sein Zuhause vermissen. Vielleicht wird er unglücklich sein und kann es aber nicht sagen. Wie wird er wiederkommen?«

Meine Erwartungen werden eher noch übertroffen und meine Zweifel zerstreut, als ich am gleichen Tag wieder die Rückreise nach Deutschland antrete. Ich war überaus freundlich aufgenommen, überall hingeführt worden, und die Bewohner hatten irgendwie befreit und zufrieden ausgesehen. Ja, beschließe ich, ich werde Peter im April 2001 einen Monat in die *Sonnweid* bringen. Trotzdem bin ich sehr traurig und denke: »Ich werde ihn wegbringen. Das erste Mal. Für eine so lange Zeit. Und zu wildfremden Menschen. Ich werde ihn dort abgeben und allein die Heimreise antreten müssen.« Mir wird klar: Das kann ich nicht. Eine Freundin soll mir dabei helfen.

# Es hat uns sehr gefreut

»Wohin fahren wir?« fragt mein Mann, als wir Anfang April 2001 in aller Herrgottsfrühe in den ICE nach Zürich steigen.

»Wir fahren in die Schweiz, in den Urlaub«, sage ich.

Er stellt keine weiteren Fragen mehr.

Meine Freundin schultert das Gepäck für fünf Wochen, die mein Mann dort im Spezialheim für Alzheimerkranke verbringen wird, damit ich mich von jahrelanger Pflege erholen kann. Ich halte meinen Mann an der Hand. Wir suchen unseren Platz, frühstücken. Alles geht gut. Er stellt auch keine Fragen, als wir ins Auto steigen, mit dem uns der Heimleiter vom Bahnhof abholt.

In der *Sonnweid* ist der Mittagstisch für uns drei in der freundlichen Cafeteria gedeckt. Es gibt Hühnerfrikassee mit Früchten im Reisrand in Curryrahm. Mein Mann kann noch allein essen. Es schmeckt uns. Wir schauen in die Landschaft. Es gefällt uns. Es ist friedlich hier. Wir laufen im Haus herum und gehen in den großen Garten. Überall stehen Stühle, Sessel, Hollywoodschaukeln. Bewohner laufen an uns vorüber, begrüßen uns, sagen »Grüezi miteinand«, drücken auf Aufzugsknöpfe, ohne Erfolg, weil man gleichzeitig zwei drücken muß, aber manchmal gelingt es doch, begrüßen uns noch einmal im Garten; einer fragt: »Kennen wir uns?« Ich sage: »Jetzt ja. Wir haben uns schon einmal gesehen.« Er antwortet: »Das ist aber schön.« Ein zweiter fragt mich vor der dicken Frau aus Holz: »Gefällt die Ihnen?« Ich sage: »Ja, sie gefällt mir.« Er antwortet: »Mir nicht.«

Mein Mann entfernt sich von uns. Er schaut in ein *Sonnweid*-Wohnzimmer und nimmt Kontakt auf, indem er sich vorstellt. »Meine Name ist Peter van Deun«, sagt er. »Sie sind sicher der neue Feriengast«, begrüßt ihn die freundliche Krankenschwester. Er lacht.

Am späten Nachmittag wollen meine Freundin und ich die *Sonnweid* verlassen.

»Du machst jetzt hier Ferien«, sage ich zu Peter und küsse ihn zum Abschied. »In fünf Wochen kommen wir und holen dich wieder ab.«

Mein Mann geht auf den Stationsleiter zu und streckt ihm die Hand hin. Der nimmt seinen Arm.

»Auf Wiedersehen«, höre ich meinen Mann sagen. »Es hat uns sehr gefreut.«

»Komm«, sagt meine Freundin. »Wir gehen.« Und: »Dreh dich nicht um.«

# Alleingelassen

Erst jetzt kann ich dich seh'n,
so, wie du früher warst.
Sehr lieb und gut.
Mir allzeit zugewandt.

Mußtest ganz fern mir sein,
damit die Näh' ich spüren konnt',
die du mir gabst.
Und Sicherheit –
mit deiner schützend' Hand.

Nun bist du alt und krank
und kennst auch oft dich selbst nicht mehr.
Gehst dahin, wo ich dir nicht folgen kann.
Läßt mich im Schmerz allein.

Das Leben scheint mir sinnlos,
traurig und meist leer.
Und so bedrückend,
ohne dich zu sein.

# Im Krankenhaus

Am 13. November 2001 bricht mein Mann zusammen.

Seit Anfang des Jahres ist es das sechste Mal, und die Abstände werden immer kürzer. Alles kann eine zu große Anstrengung bedeuten: ein etwas opulenteres Mahl am Anfang des Jahres, ein längerer Spaziergang ein paar Monate später, aufgeregte Worte von mir, die er nicht versteht, bei denen er aber spürt, daß ich ihn für meine Überlastung verantwortlich mache, ein zu spätes Frühstück, ein Spaziergang in den Weinbergen, Freunde, die zu Besuch kommen – das alles überfordert ihn. Er kann sich nicht dagegen wehren, und ist somit allem schutzlos ausgeliefert.

Am 13. November bricht mein Mann zusammen.

Ich habe Angst, daß er diesmal sterben könnte. Ich drehe ihn auf die Seite, lege die Beine hoch, laufe zum Arzt gegenüber. Sein Puls ist nicht mehr zu spüren.

»Sie müssen mit allem rechnen«, sagt der Arzt.

Ich will aber nicht mit allem rechnen. Ich möchte meinen Mann behalten. Ich will, daß mein Mann lebt, zärtlich meine Hand ergreift, mich anlächelt.

Er braucht ja nicht zu sprechen. Ich verstehe ihn auch so.

Im Krankenhaus kommt er nicht mehr hoch. Er schreit. Er hat Schmerzen. Ich will, daß er nicht mehr schreit. Ich will, daß er keine Schmerzen hat.

»Kann er denn nicht sagen, wo es ihm weh tut?« fragt der Krankenhaus-Arzt. »Wenn er nicht erklären kann, wo der Schmerz sitzt«, sagt der Arzt, der weiß, daß mein Mann die Alzheimer-Krankheit hat, »ist das ungünstig.«

Das Gerede des Arztes irritiert mich, und ich kann erst nach einer Weile denken: »Was machen die denn mit Unfallopfern, die ebenfalls nicht auf die schmerzende Stelle deuten können, oder mit kleinen Kindern?« Später wird mich der junge Arzt zurechtweisen, daß ich zuviel Diagnose will, bloß weil ich möchte, daß mein Mann keine Schmerzen hat.

»Das beste wäre, ihn sterben zu lassen. Ihr Mann ist ja doch nur noch eine nutzlose Hülle, und die Zukunft bedeutet für ihn kein richtiges Leben mehr«, meint der Arzt, der zu wissen glaubt, was »richtiges« Leben ist und der irgendwann einmal einen Eid geleistet hat, zu helfen und Leben zu retten. In seinen Augen ist das aber kein wünschenswertes Leben, »und«, so spricht er weiter, »ich bedauere es sehr, daß in Deutschland Euthanasie nicht erlaubt ist.«

Meine Freundin und ich schauen uns ungläubig an. Wir können nicht begreifen, was wir da hören: daß der junge Arzt der Überzeugung ist, andere, oder sich, besser zu Tode zu bringen als weiterzuleben.

Ganz sicher kann sich dieser Mensch nicht vorstellen, wie das ist, wenn mein Mann lacht, genüßlich in sein Käsebrot beißt, meine Hand ergreift und sie zärtlich drückt.

»Gott sei Dank, daß in Deutschland keine Euthanasie erlaubt ist«, denke ich.

Mein Mann wird in ein kleines Zimmer geschoben, abgestellt. Er ist den Ärzten lästig. Ich, mit meinen Fragen, bin ihnen noch lästiger. »Vielleicht würden sie mich auch gerne umbringen, wenn sie dürften«, denke ich. – »Auf jeden Fall können Sie nicht so schnell verlangen, daß man ihnen sagt, worunter Ihr Mann akut leidet«, klärt mich der Arzt auf.

Ich verlange aber gar nichts. Was ich will, ist, daß mein Mann nicht mehr schreit und daß er keine Schmerzen hat.

Nach zwölf Tagen gibt es immer noch keine genaue Diagnose, obwohl ich acht Jahre alte Röntgenbilder vom früheren Wohnort herbeigeschafft habe. Ist der Bruch im Schulter-Nackenbereich neu oder alt? Ist es überhaupt ein Bruch?

Mir ist das ganz egal. Was mir nicht egal ist, ist, daß mein Mann vor Schmerzen schreit, von denen ich will, daß sie endlich aufhören.

Wenn ich bei meinem Mann bin, schreit er nicht.

Ich würde den Schwestern helfen, wenn sie ihn trockenlegen und saubermachen. Ich bin ja sowieso den ganzen Tag im Krankenhaus. Ich darf das aber nicht. Ich werde aus dem Zimmer geschickt.

»Warum schreit Ihr Mann denn?« beklagt sich die Krankenschwester entrüstet. »Schreit der zu Hause auch so?« Und, böse auf meinen entsetzten Blick hin: »Wenn wir ihn drehen, schlägt er nach uns – ganz bewußt!«

Jetzt würde *ich* ihr am liebsten ein paar reinhauen, so wie sie mich soeben mit Worten niedergeschlagen und mundtot gemacht hat. Natürlich sage ich nichts, bin dazu auch gar nicht in der Lage. Wenn ich aber etwas sagte, würden sie mit meinem Mann noch liebloser verfahren. Das weiß ich. Und das kann ich nicht verantworten. Wir sind total ausgeliefert.

Ich muß durchhalten. Ich darf meinen Mut und die Hoffnung nicht verlieren, daß mein Mann bald keine Schmerzen mehr haben und nicht mehr schreien muß. Dann wird er wieder lächeln und zärtlich meine Hand halten.

Das wünsche ich mir. Dann könnte ich wieder froh sein.

Er muß ja nicht mehr sprechen. Ich verstehe ihn auch so.

# Verläßlichkeit

Heut hat er wieder meine Hand gefunden
und sie vertrauensvoll erfaßt.
Es ist, als wollt' er Liebe und Beständigkeit erkunden
und sich versichern, daß er lange noch bedeutet keine Last.

Heut schien's, als würd' er vorwärtsschauen,
als er geschmunzelt und gelacht.
Mit mir, wie einst, Luftschlösser bauen. –
War'n jung und unbedacht.

Heut hat er wieder meine Hand genommen.
Ganz selbstverständlich und so voller Zuversicht.
Bestimmt ist er für heute angekommen.
Es ist, als spürt' im Dunkeln ich ein Licht.

## Wie man in der Kurzzeitpflege über die Würde des Menschen denkt

Der liebenswürdige Bettnachbar meines Mannes, 75 Jahre alt, ist seit dem Schlaganfall halbseitig gelähmt. Er ist nicht dement, auch, wenn ihm nicht immer das »Richtige« einfällt.

Herr G. freut sich, wenn ich jeden Tag meinen Mann besuchen komme. Es ist, als ob auch er auch besucht würde. »Ihr Mann ist ein feiner Mensch«, sagt er zu mir. Er hat das ganz richtig erkannt, obwohl er sich mit meinem Mann im herkömmlichen Sinne nicht unterhalten kann. Herr G. erzählt mir viel vom Krieg, in welch schönem Haus er gelebt habe und noch lebe (er weiß nicht, daß seine Kinder bereits einen Heimplatz für ihn haben), und daß er uns, meinen Mann und mich, dorthin einladen wolle, wenn er aus dem Krankenhaus entlassen wird. Er denkt sich schon aus, was er uns Gutes zum Essen vorsetzen könnte. Herr G. schildert mir alle möglichen Rezepte. Er scheint ein guter Koch gewesen zu sein. Auch ein guter Arbeitgeber für seine vielen Mitarbeiter in seiner Fabrik. Er spricht anerkennend und liebevoll über sie. Ich freue mich sehr über die Zuneigung, die er mir entgegenbringt.

Eines Mittags greift Herr G. nach einer der Schnüre, die am Krankenbett über seinem Kopf schweben. Ich frage ihn, was er möchte, nach einer Schwester klingeln oder das Radio einschalten? »Ich muß mal«, sagt er. Ich läute für ihn. Eine sehr junge Krankenschwester erscheint. »Was gibt's denn?« fragt sie ungehalten. »Ich muß mal Pipi«, sagt Herr G. Die junge blonde Schwester baut sich vor Herrn G. auf und herrscht ihn an: »Ei, mache' Sie doch. Sie habe' doch eine Windel an.« Sie dreht sich auf dem Absatz um und verläßt den Raum. Herr G. sagt an diesem Nachmittag kein einziges Wort mehr.

Die Stunden vergehen. Niemand kommt vorbei, um nach Herrn G. oder meinem Mann zu sehen. Herr G. hat inzwischen auch sein großes Geschäft in die Windel verrichtet. Man riecht es.

Kurz vor dem Abendessen erscheint die gleiche junge blonde Krankenschwester, um Herrn G. wie jeden Tag in den Rollstuhl zu setzen, damit sie ihn in den Speiseraum bringen kann. Wegen des Geruchs, der von Herrn G. ausgeht, rümpft sie die Nase und schaut zu mir hin. Offenbar erwartet sie von mir Beifall für ihre Geste. »Ich mach' Sie nach dem Abendessen sauber«, wendet sie sich an den stummen Herrn G. »Dann geht das in einem.«

## Bauarbeiterportionen für alte Menschen

Ich hatte es nicht geschafft, pünktlich zum Mittagessen in der Kurzzeitpflege zu sein, um Peter sein Essen zurechtzumachen und ihn zu füttern.

Die Mittagsmahlzeit schien mir eher für Bauarbeiter geeignet, die körperlich hart arbeiten und einen hohen Kalorienbedarf haben. Es waren riesige Portionen, die in der Regel aus Suppe, Salat, Gemüse mit meistens Fleisch und einem Nachtisch bestanden. Ich veränderte das Menü, indem ich das Gemüse kleinschnitt, zusammen mit etwas Fleisch in die Suppe tat. Das aß mein Mann gern, und es war ausreichend für jemand, der sich den Tag über nicht bewegt.

Das Bild, das sich mir bot, als ich in das Krankenzimmer trat, war herzzerreißend. Ganz klein und grau saß mein großer Mann vor dem mit den, inzwischen, kalten Bratwürsten, Rotkohl, Salat, Suppe und Nachtisch bestückten Tablett. Er hatte natürlich nichts davon angerührt. Für einen Alzheimerkranken sind mehrere Sachen auf dem Tisch überaus verwirrend, und in diesem Augenblick hatte er ganz sicher vergessen, was damit anzufangen war.

Wäre ich nicht gekommen, hätte man alles wieder abgeräumt.

## Was soll werden? – Peter nimmt mir die Entscheidung ab

Vor einem Jahr, am 13. November 2001, brach mein Mann mit einem Kreislaufkollaps zusammen. Als er wieder zu sich kam, konnte er sich nicht mehr bewegen. Mit dem Notdienstwagen wurde er ins Krankenhaus gebracht. Während des vierwöchigen Krankenhausaufenthaltes und der sich anschließenden Woche in einer sogenannten »Kurzzeitpflege« erlitt Peter zwei weitere Kreislaufzusammenbrüche. Seine Bewegungsfähigkeit war äußerst eingeschränkt.

Als mich die Schreckensnachricht des letzten Zusammenbruchs meines Mannes erreicht und ich den Telefonhörer auf die Gabel lege, sitze ich wie erstarrt. Eine Stunde lang. Dann wähle ich die Nummer des Heims in der Schweiz, wo Peter mittlerweile zwei Ferienaufenthalte verbracht hat.

»Kann ich meinen Mann zu Ihnen bringen?« frage ich. »Wenn er Anfang der kommenden Woche noch lebt, würde ich ihn gern zu Ihnen bringen.«

»Wir machen es möglich, daß wir ein Bett für Ihren Mann finden«, sagt der Heimleiter Michael Schmieder.

Am 10. Dezember 2001 fahren unser Freund und ich mit Peter in die Schweiz, nach Wetzikon bei Zürich zur *Sonnweid.* Dort werden all seine Bedürfnisse erfüllt. Das weiß ich. Ich muß mir keine Sorgen mehr machen, wie es weitergehen soll. Wie so oft, hat mein Mann mir die Entscheidung abgenommen.

# 4. Teil

# Der lange Weg des Abschiednehmens

## 2002 und 2003

Gestern und vorgestern weinte ich viel. Es hat mir gutgetan. Wie magisch zogen mich die traurigen Filme an, die im Fernsehen liefen. Zwei Schwestern hatten ihre Eltern bei einem Flugzeugabsturz verloren. Sie erlebten diesen Verlust im Kindesalter. Der andere Film zeigte über eine Wegstrecke von mehreren Monaten ein Ehepaar, das sein Kind an dem Tag verlor, als es geboren wurde. Abschiede.

Auch der Weg mit meinem Mann ist ein langer, langer Weg des Abschieds. Deshalb weinte ich.

## Gelebte Erinnerung

Hol nicht zurück,
was früher dich beglückt', bewegt'.
Beweine nicht den Glanz vergangner Zeit.
Freu dich, daß du solch schöne Tage hast erlebt.
Sind so bewahrt
in alle Ewigkeit.

# Die Faszination der Sonnweid

Die *Sonnweid* ist kein Ort für Touristen.
Es ist kein Ort, an dem man Erbauung sucht.
Kein Platz, wo man etwas bestaunen oder
Frieden finden kann, indem man herumspaziert
und die Seele baumeln läßt. Ganz im Gegenteil.
Die *Sonnweid* ist ein Heim für Demenzkranke.

Und doch ist dort etwas Friedvolles, Heiteres auch.
Die *Sonnweid* teilt sich einem mit. Durch das
Zauberische und die Einmaligkeit ihrer Bewohner
und derer, die dort arbeiten. Hier *muß* man Partei
ergreifen, sich engagieren. Mit Haut und Haaren.
Wenn man sich einläßt, brechen Gefühle auf.
Die großen Gefühle, Gefühle, die unser Leben
reich machen und die zum Menschsein gehören.

Wütendes Aufbegehren gegen das Schicksal.
Trauer über das Unabänderliche.
Plötzlich ist man mittendrin in einem Drama
des Lebens, an dessen Ende der Tod der Held ist.
Und erst dann wird die Schönheit der *Sonnweid*
sichtbar. Weil durch Leidvolles Friedvolles
entstehen kann und so die Möglichkeit,
das Leben in seiner ganzen Fülle anzunehmen
und zu genießen.

# Ich glaube, daß Peter bald sterben wird

Ich mache mir Sorgen um die zunehmende Hinfälligkeit meines Mannes. Hinfällig ist er im wahrsten Sinne des Wortes. Seine Stürze nehmen zu. Zum Beispiel sieht er nicht mehr, daß dort, wo er sich hinsetzen möchte, keine Sitzgelegenheit ist. Deshalb fällt er auf den Fußboden oder stolpert über etwas Unsichtbares, weil er mehr und mehr vergißt, wie man einen Fuß vor den anderen setzt.

Es ist aber eine andere Schreckensnachricht, die mir mitgeteilt wird, als ich die *Sonnweid* betrete. Silvia hat mich abgepaßt und sagt: »Ihr Mann hatte einen Kreislaufzusammenbruch. Plötzlich wurde er grau im Gesicht und fiel vornüber.«

Geschockt, ohne nachzudenken, platze ich in die morgendliche Besprechung der Heimleitung hinein.

»Wissen Sie es schon?« frage ich. »Mein Mann hatte schon wieder einen Kollaps. Er erkennt mich auch nicht mehr. Er wird bald sterben«, sage ich zusammenhanglos, hektisch.

Frau B. bringt mir ein Glas Wasser.

Michael Schmieder sagt: »Damit muß man rechnen.«

»Vielleicht hätte ich ihn doch nicht hierher bringen sollen«, sage ich, obwohl ich genau weiß, daß es die beste Lösung gewesen ist und ich meinen Mann allein nicht mehr hätte versorgen können. Trotzdem denke ich, daß er all dieses nicht hätte erleiden müssen, wenn ich immer, zu jeder Tages- und Nachtzeit, in jeder Minute und Sekunde, stets neben und mit ihm gewesen wäre. Größenwahnsinnige Gedanken beherrschen mich, die ich, während ich sie denke, als Allmachtsphantasien begreife. Die nüchternen Worte des Heimleiters: »Man muß damit rechnen, daß Ihr Mann sterben wird«, holen mich in die Realität zurück.

Zusammen gehen wir hoch, in die »Oase«, zu meinem Mann Peter, der wieder ansprechbar ist. »Da bist du ja wieder«, sagt er.

# Abschied

Verbietet sich's, nach dem Warum zu fragen,
weil du beschreitest deinen Steg hinüber in ein and'res Sein?
Ich weiß, daß niemand mir kann eine Antwort sagen
und daß ich finden werd' nun meinen Weg allein.

Bei jedem Abschied, den ich nehmen muß von dir,
bricht alles weg, was mich zusammenhält,
und mir wird klar,
daß Abschied Höhepunkt des Beieinanders ist,
weil ich zu keiner andern Zeit dir bin so nah.

So will ich dankbar sein für alles, was wir einander sind gewesen
und hoffen, daß ich nicht verlier den Mut.
Will wünschen mir,
daß du in andern wieder wirst genesen.
Ganz sicher aber wirst du es in mir.
Und dann kann glauben ich, daß es ist gut.

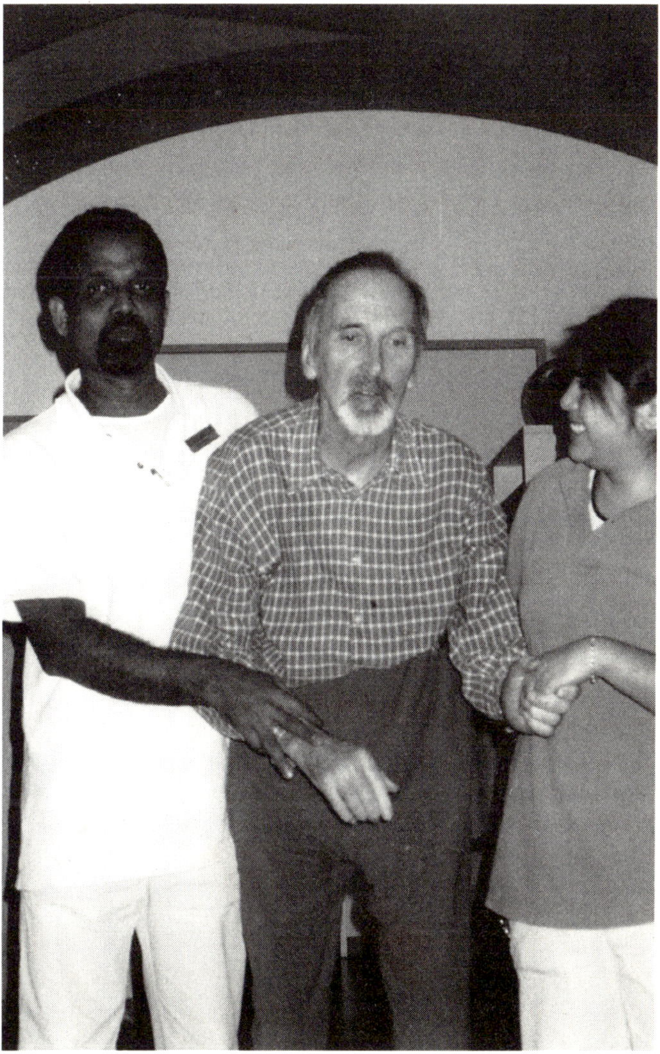

# Reise zu mir

Im Juni 2002 akzeptiere ich, daß mein Mann Peter in der *Sonnweid* zu Hause ist. Ich hörte ungläubig, was mir die Stationsleiterin berichtete. Daß er in unterschiedlicher Weise auf seine Betreuer reagieren und mit ihnen sprechen würde. Das habe er eine lange Zeit nicht getan. »Er badet so gerne«, sagte sie, und: »Er liebt Süßes.«

Als sie mir dieses sagte, konnte mein Mann sich im herkömmlichen Sinn nicht mehr artikulieren. Aber ich bemerkte, daß die Menschen in der *Sonnweid* ihn trotzdem verstanden. Es stimmte. Er hat immer gern gebadet, und von süßen Sachen konnte er nicht genug bekommen. Ich war nicht mehr die Hauptperson in seinem Leben. Ich durfte mich ein Stück von ihm entfernen.

Nach langer Zeit fuhr ich in die Ferien. Mit dem »Transalpin« genoß ich die stundenlange Bahnfahrt durch eine herrliche Bergwelt nach Österreich, wo meine Vorfahren zu Hause gewesen waren. So kam ich mir selber wieder ein Stück näher.

## Letztes Zuhause

Er darf nur *sein.*
Muß nichts mehr können,
nichts mehr wissen.
Und keine Schätze sind sein eigen.
Darf schlafen, schreien, lachen.
Und mit den Fingern in die Sterne zeigen.

Hier sind auch mir des Alltagsmühen fern.
Langsam verblaßt das Leid.
Darf selber mich zu Hause fühlen.
In dieser Nische.
Der Oase.
Und nah ihm sein.
In der *Sonnweid.*

# Das ist ein schöner Sommer

»Das ist ein schöner Sommer«, sagte gestern mein Mann.
Er fühlt sich wohl in seinem neuen Zuhause.
Ich habe eine kleine Wohnung in seiner Nähe.

Zuerst kam ich alle zehn Tage hierher und besuchte ihn drei bis fünf Tage hintereinander, um dann wieder zurück in unser Haus nach Deutschland zu fahren. Zum ersten Mal bin ich jetzt seit zwei Wochen hier. Ich wollte meinen Mann nur jeden zweiten Tag besuchen, um dazwischen »etwas für mich« zu machen. Ich gehe aber jeden Tag in die *Sonnweid.* Ich glaube jetzt, daß ich mir täglich etwas Gutes tue. Ich empfinde es wie ein Geschenk, wenn ich dort freundlich begrüßt werde. Mir geht das Herz auf, wenn ich mit Natalie, einer jungen Angestellten des Heims, manchen Sommerabends, am Fuße des Bachtelberges, in luftiger Höhe des Zürcher Oberlandes, Wein trinken gehe oder mit Luca, dem philosophisch gebildeten Betreuer, tiefschürfende Gespräche führe. Ich staune vor den Wasserspielen im Brunnen der *Sonnweid* und laufe beschwingt durch sonnendurchflutete Räume des Hauses, das man auch das »Sonnenhaus« nennen könnte.

Ich schmunzle, wenn ich Herrn S., einen noch ganz jungen alzheimerkranken Bewohner, auf der Terrasse von Steinplatte zu Steinplatte hüpfen sehe, vorsichtig darauf bedacht, die Zwischenräume nicht zu berühren. So wie wir das als Kinder ebenfalls machten. Ich werde ganz ruhig, wenn ich bei meinem Mann unter dem Sternenhimmel in der »Oase« sitze und mit ihm Musik höre. Heute hat er geweint. Die Melodien müssen ihn wohl an vergangene Zeiten erinnert haben. Das hat mich tief berührt.

Ja, mein Mann hat recht. Das ist ein schöner Sommer!

# Tiefe Erkenntnis

Vielleicht weiß er um sich,
wenn er weint.
Weiß um das Elend,
das Vergangne, das Leid.
Kann fühlen wie wir.
Nein – tiefer noch.
Will unsere Nähe, den Halt.

Und *wir* brauchen ihn doch!

# Es ist Liebe

Heute war Peter besonders aufmerksam. Vielleicht liegt es daran, daß er einen neuen Platz hat. Er sitzt jetzt zwischen den anderen und hat einen schönen Blick aus dem Fenster auf die Landschaft. Ich hatte sogar den Eindruck, daß er den Bewohnern in der »Oase« guttut. Frau H. war nicht so unruhig wie sonst und hat nicht einmal geschrien. An dem Platz, wo Peter jetzt sitzt, steht eine Lichtsäule, in der Wasser aufsteigt und in immer neuen Mustern perlt und funkelt.

Später, in Peters gemütlicher Bettnische – er war noch gar nicht müde –, legte ich Mozarts »Hochzeit des Figaro« auf. Wir beide haben diese Oper immer sehr geliebt. Vor kurzem fand ich eine besonders schöne alte Aufnahme. »Gib mir meinen Gatten wieder«, singt Rita Streich, »oder sende mir den Tod.« Mein Mann hält ganz fest meine Hand. »Da bist du ja wieder«, sagt er deutlich. »Da bist du ja. Du bist nämlich du. Du bist du.«

Ich schaue ihn verwundert an. Er lächelt zufrieden.

Und dann singt mit glockenheller Stimme Maria Stader die Arie des Cherubin: »Sagt holde Frauen, sagt mir, ist es Liebe, was hier so brennt?«

»Ja«, denke ich. »Es kann nur Liebe sein.«

## Ich liebe dich jetzt

Ich schau' mir die alten Fotos an.
Betrachte Filme aus früherer Zeit.
Ich lese die Briefe, die du mir schriebst.
Die Erinn'rung an dich reicht sehr weit.

Und trotzdem weiß ich nicht mehr genau,
wie es war, als du bei mir lebtest,
mit mir sprachst, mir ein Freund warst.
Uns're Zeit so sehr prägtest.

Kannst nicht mehr sprechen und nicht mehr laufen.
Bist wie ein Baby. So hilflos und klein.
Nie wieder wirst du mich stützen und halten.
Nie wieder mein Lebensfreund sein.

Könnt' ganz frei mich jetzt fühlen.
Aber sehe verwundert: Mein Herz ist besetzt.
Trotz unendlicher Trauer über das grausame Schicksal,
spür ich voll Wehmut: Ich liebe dich jetzt.

## Die Störung der Unterhaltung war eine Liebeserklärung

Ich sitze neben meinem Mann und unterhalte mich angeregt mit einem Angehörigen, dessen Vater seit kurzem in dem Heim ist, in dem auch mein Mann lebt. Mein Mann Peter redet nicht mehr in zusammenhängenden Sätzen. Jetzt hustet er laut, gurgelt, hustet, stört.

»Sag mal, du bist doch nicht etwa eifersüchtig«, rufe ich lachend aus.

»Ja, ja«, sagt er und nickt bekräftigend.

»Unter anderen Umständen, früher, hätte er mir eine reingehauen«, sagt Herr S.

»Und dann glauben so viele, Alzheimerkranke würden im fortgeschrittenen Stadium nichts mehr mitbekommen«, denke ich.

# Komm!

Frau M. ist zu Bett gebracht worden und möchte, daß die freundliche Krankenschwester bei ihr bleiben soll. Wie ein Vögelchen reckt sie ihren Kopf aus ihrem Kissen und schaut sehnsüchtig zu mir und meinem Mann. Ich lächle sie an. »Komm«, sagt sie und winkt mir mit dem Finger. »Komm!«

Als ich gehe, verabschiede ich mich von Frau M. und streichle ihr über die Wange.

»Kommst du morgen wieder?« fragt sie.

»Ja, ich komme morgen«, verspreche ich.

»Ehrlich?« fragt sie.

»Ehrlich«, sage ich. »Morgen bin ich wieder hier.«

* * *

## Wo ist der Papi?

Ich kenne Frau A. von meinen häufigen Besuchen bei meinem Mann. Wenn sie mich sieht, fragt sie jedes Mal: »Wo ist der Papi?«, oder: »Wann kommt der Papi?« Vielleicht glaubt sie, mein Mann sei mein Vater.

Ich antworte ihr immer. Manchmal sage ich: »Der Papi ist hier«, oder, weil ich nicht ständig das gleiche sagen möchte: »Der Papi kommt gleich«, was natürlich für mich ohne Sinn ist, weil mein Mann da ist und nicht zu übersehen. Frau A. stört das aber nicht weiter. Hin und wieder reagiert sie allerdings etwas unwirsch, aber meistens ist sie begeistert, wenn ich auf ihre Fragen antworte.

Als sie mich heute wieder fragte: »Wann kommt der Papi?«, sage ich: »Das ist so eine Sache mit dem Papi. Der kommt heute nicht.«

»Der kommt nicht?« wiederholt sie ungläubig.

»Nein«, sage ich, »die Papis sind oft nicht da und kommen nicht.«

»Du bist aber eine«, sagt Frau A. und lacht.

* * *

## Die blöde Zwetschge

Frau B. kann keine Berührung ertragen. Sie schreit, wenn sich ihr jemand nähert. Heute schreit Frau B. öfter als sonst. Frau S., die mich ein Stück des Weges in der *Sonnweid* begleitet, schimpft: »Du blöde Zwetschge.« Ich schaue sie erstaunt an. »Nicht du«, beruhigt mich Frau S.

* * *

## Man lebt

»Geht's dir gut?« frage ich meinen Mann, bei dem vor neun Jahren die ersten Symptome der Alzheimer-Krankheit auftraten und der sich jetzt im Endstadium der Krankheit befindet.

»Geht's dir gut?« frage ich, um etwas zu sagen. Ich erwarte keine Reaktion, wie ich auch sonst keine Antworten erwarte.

Er sagt aber etwas. »Man lebt«, antwortet er mir, und ich, gar nicht überrascht, setze das Gespräch fort und sage: »Ja, das ist die Hauptsache, daß man lebt. Und wenn einer jemand liebhat, so wie ich dich liebhabe, und für einen gesorgt wird, so wie für dich hier gesorgt wird – dann geht es einem gut.«

Und dann greift er nach meinem Arm und streichelt ihn.

* * *

## Es ist schwer, jemanden festzuhalten

Gestern konnte ich Peter meine Hand nur schwer entziehen.

»Du hältst mich ganz fest«, sage ich.

»Das geht nicht«, sagt Peter.

»Ja«, antworte ich, »man kann niemanden festhalten. Das ist schwer.«

»Ziemlich«, bestätigt er.

## Sie sind wieder klein

Sie sind wieder klein
und doch nicht wie Kinder.
Sie haben ihr Leben gelebt.
Sie haben geliebt, das Leben gemeistert.
Ihren Platz zu finden,
war'n sie bestrebt.

Sie so zu behalten, wie sie einmal waren,
das wollten wir alle.
Nun steh'n sie am Rand.
Sie sind jetzt ganz anders.
Irgendwie doch die Alten.
Damit klarzukommen, liegt in unserer Hand.

Es bleibt nur die Liebe.
Sie streicheln, sie halten. Mehr könn'n wir nicht tun.
Unser Schicksal annehmen,
so wie and're das ihre.
Nicht klagen, nicht hadern,
um in uns zu ruh'n.

## Der lange Abschied von meinem Mann, der auch die Trennung von manchem meiner Freunde bedeutete

Was ich in den vergangenen Jahren erlebte, war ein stetes Abschiednehmen. Von meinem Mann, von glücklichen Tagen, von unbeschwerten Zeiten. Aber nicht nur meinen Mann habe ich verloren, sondern auch Freunde. Jedenfalls erschienen mir diese früher als solche und waren mir somit wichtig. Wie ich heute sehe, waren es aber nur Bekannte. Manche waren noch nicht einmal das.

**Bei Trennungen leiden alle.**
**Das Abschiednehmen tut allen weh.**

In der letzten Phase des Abschiednehmens von meinem Mann haben mich noch einige dieser Bekannten angerufen, oder sind zu mir gekommen. Dann hörte es auf. Die wahren Freunde aber haben mir eine Freude gemacht. Das war ganz leicht. Sie haben nichts von mir gewollt. Sie verhielten sich nicht wie jene, die wollten, daß ich verstehe, warum sie nicht mehr zu mir und meinem kranken Mann kommen konnten.

**Beim Abschiednehmen leiden alle.**
**Aber ich litt ganz besonders.**

Und ich konnte mich nicht davor drücken. Ich konnte nicht sagen: »Ich gehe nicht mehr zu meinem Mann, weil ich den Schmerz nicht aushalten kann.« Den Schmerz, der mich in meinem ganzen Sein erfaßt hatte. Es wäre schön gewesen, wenn die Freunde, die ich dafür gehalten hatte, mir nahe gewesen wären. Irgendwie. Dann hätte sich der Schmerz halbiert. Auch für sie.

Heute denke ich, ich sollte einen Strich unter meine Bekanntschaften ziehen. Sie mögen nur glückliche Geschichten. Das macht weniger Probleme. Glauben sie. Und es erspart ihnen den Gedanken, daß es auch ihnen passieren kann.

Eines Tages.

# Erinnern, vergessen, erkennen

Ich besuche den Alten und Kranken nicht.
Er ist so anders.
Das kann ich nicht ertragen.
Ich bin so sensibel.
Ich will ihn in Erinnerung behalten,
wie er einmal war.

Ich gehe hin, zu dem Alten und Kranken.
Ich spüre, daß ihm meine Anwesenheit guttut.
Ich staune, was er alles kann und wahrnimmt.
Und ich freue mich darüber.
Ich bin so sensibel,
wie er es auch ist.

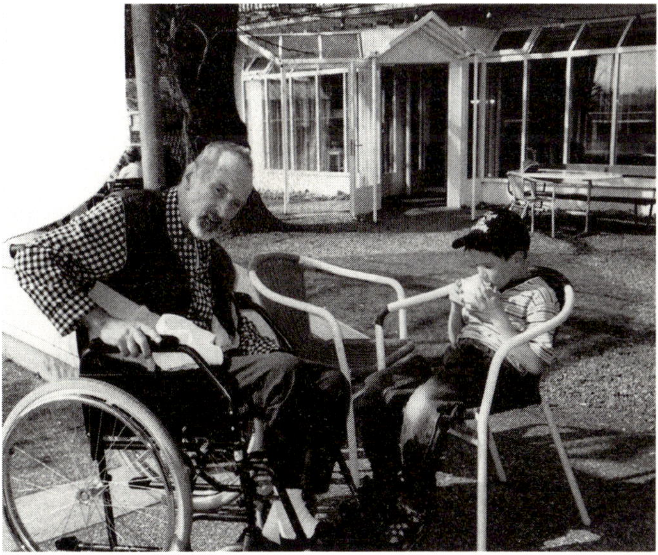

Wie er früher war –
Daran erinnere ich mich jeden Tag.
Wie er jetzt ist –
Daran werde ich später oft denken.

Vielleicht werde ich auch krank und vergeßlich.
Werden mich dann mein Mann, meine Frau,
meine Kinder, meine Freunde nicht mehr besuchen?
Weil ich so anders geworden bin?
Wollen sie mich in Erinnerung behalten,
wie ich einmal war
und jetzt lieber vergessen?
Die so denken, werde ich bestimmt nicht mehr erkennen.
Die anderen aber, die meine Hand halten wollen,
bleiben in meinem Herzen.

# Über Besuche von Freunden und was das für mich bedeutet

## *Brief an Peters Schwester*

Wenn wir uns wiedersehen, werden wir uns erinnern.
Wie es war, als wir damals, am Ostermontag des Jahres 2003,
unter dem Sternenhimmel der Oase, in der *Sonnweid,*
zusammen – aus einem Glas –
Wein getrunken haben.
Wir werden sagen: »Weißt Du noch?«

Weißt Du noch,
als Peter ganz klar *nein* sagte
zu einem weiteren Schluck vom Roten?

Weißt Du noch,
werden wir uns erinnern,
als er stets zuerst auf mich, seine Frau, seine Liebe, schaute,
um sich dann Euch zuzuwenden?
Und als er nach meiner Hand griff,
um dann Dich, seine Schwester, Deinen Mann und Eure Töchter
aufmerksam zu betrachten?
Und als er redete in seiner Sprache.
Als er pfiff.
Weißt Du noch?

Wir kommen wieder, sagen wir.
Ja, sagt Peter. Nachmittags.

Weißt Du noch,
als das Wort *Bruder* im Raum stand,
Peter seinen nicht anwesenden, fast gleichaltrigen, Bruder Wolf beim Namen nannte
und ihn der Name des anderen Bruders, Holger,
traurig stimmte?
Das glaubst Du.
Vielleicht, weil Holger-Struppi der jüngste ist.
Und ich stelle mir vor,
daß Peter spürte, daß es kein Miteinander
mit diesem Lieblingsbruder mehr geben wird.
Vielleicht empfindet er Vergänglichkeit.
Vielleicht.
Wir wissen es nicht.
Wir nehmen wahr, ahnen etwas,
und erleben Unterschiedliches.

Weißt Du noch,
fragtest Du mich schon kurze Zeit
nach unserem Besuch bei Deinem Bruder, meinem Mann,
weißt Du noch,
wie er Deine Nase stupste?

Ja, denke ich.
Uns ist etwas geschenkt worden.
Und keiner wird das zerstören können.

Glaubst Du das auch?

* * *

***Brief an meine Freunde***

Ich schreibe an die, die mich an Peters Geburtstag anriefen, mir schrieben, an Wolfgang und Hedi, die mich in die *Sonnweid* begleiteten, Traudel, die Anfang Juni zum festlichen Geburtstagsessen nach Wetzikon mitkam. Ich schreibe aber auch an die, die Peters 70. Geburtstag vergaßen, oder sich nicht meldeten, weil sie dachten »der bekommt doch nichts mehr mit«. Nun, dem ist nicht so. »Hier bin ich«, sagte Peter laut und deutlich vor kurzem.

Ja, Peter ist noch da. Und ich bin froh, daß sich meine Befürchtung, er würde das Jahr 2003 nicht mehr erleben, nicht erfüllt hat. Sicher liegt das auch daran, daß ich so häufig bei ihm bin, daß er spürt, daß er geliebt wird, so, wie er ist – und daß er in der *Sonnweid* zu Hause ist. – Ich nehme den 70. Geburtstag zum Anlaß, all denen zu danken, die in den über eineinhalb Jahren immer wieder mit mir kamen, um Peter zu besuchen und auch weiterhin mit mir kommen. Sie zeigten mir damit, daß sie auch mich nicht vergessen haben. Sie spürten, wie wichtig mir das war und ist. Lebenswichtig! Wenn man kein Gegenüber mehr hat, ist man auf Freunde angewiesen. Ich danke meiner Freundin Jana, die, so gültig, sagte: »Jeder Tag zählt – auch, wenn Peters Welt eine andere ist.«

# 5. Teil

## Nicht loslassen, sondern einlassen

## 2004

# Nicht loslassen, sondern einlassen

Man darf die Alten, Kranken und Beschädigten nicht allein lassen. Man muß es hinausschreien in die Welt, aber auch, daß jene, die zu den Alten und Kranken gehen, nicht verlassen werden dürfen. Viele von uns haben niemanden mehr, der wirklich zu ihnen gehört. Sie denken, wie ich manchmal denke. Daß es schön wäre, jemanden zu haben. Eine Freundin, einen Freund, einen Bruder, oder eine Schwester. Jemanden, mit dem man seine Freude, den Schmerz, die Trauer und das Staunen teilen könnte. Aber – auch wenn niemand da ist und auch keiner kommen wird –, man darf nicht loslassen, man muß sich einlassen.

Der Mann, der drei Jahrzehnte an meiner Seite war, ist seit zehn Jahren alzheimerkrank. Seit fast zweieinhalb Jahren lebt er woanders, in einem Heim, noch nicht einmal in meiner Nähe, sondern in einem anderen Land. Hier fand ich nichts, was mir gut genug für meinen Lebensfreund erschienen wäre. Als ich ihn am 10. Dezember 2001 in das Heim *Sonnweid* brachte, glaubte wirklich niemand, daß er das folgende Jahr noch erleben würde. Er ist heute noch da, im Frühling des Jahres 2004. Das liegt bestimmt auch mit daran, daß ich meinen Mann *nicht* losgelassen habe, sondern mich einließ, daß ich *nicht* versucht habe, mich zu »trösten«, sondern ihn in seinem jeweiligen Sosein annahm und damit auch die schmerzlichen und zuweilen wütenden Gefühle über das Unabänderliche.

Jedesmal, wenn wieder ein Abschied anstand von etwas, was vorher noch möglich gewesen war, war ich unendlich traurig. Aber: Niemals, zu keiner Zeit vorher, habe ich mich so intensiv »gespürt«, wie in diesen leidvollen Zeiten, die auch immer wieder zufriedenen und freudvollen wichen. Das alles möchte ich nicht missen. Diese starken Erlebnisse haben mich bereichert. Und sie tun es noch.

Ich will nicht müde werden, zu versuchen, dieses anderen Menschen nahezubringen. Im Umgang mit Alten, Kranken und Dementen *muß* sich etwas ändern. Es ist mir klar, daß mein Beitrag vielleicht nur ein kleiner Beitrag ist und daß es Mut und Beharrlichkeit erfordert, nicht aufzugeben, davon zu erzählen. Und wenn kein Echo kommt und man denkt, daß es nicht gelingen kann, eine Änderung herbeizuführen, dann muß man es wieder aufs Neue versuchen.

# Wo bist du, Liebster?

Wo bist du, Liebster?
Du schaust und siehst die Sterne nicht,
die heute uns die Nacht erhellen.

***Was läßt dich ruhig sein?***

Wer spricht mit dir, mein Liebster?
Du redest, aber hörst die Worte nicht,
die tröstend klingen, wenn wir sind verzagt.

***Was macht dich träumen?***

Wer hält dich, Liebster?
Du fühlst die streichelnd Hand,
weißt aber nicht um deren liebend Halt.

***Wer gibt dir Frieden?***

Doch ruhig blickst du träumend
in die Nacht und in die Sterne.

***Wir aber finden deinen Frieden nicht.***

***

Ein Freund, dessen Mutter in einem Heim lebt, sagte heute zu mir: »Jedesmal, wenn ich nach dem Besuch bei meiner Mutter wieder nach Hause gehe, denke ich, daß ich sie vielleicht zum letzten Mal gesehen habe.«

Ich will es wagen, dieses ebenfalls zu denken, wenn ich Peter verlasse.

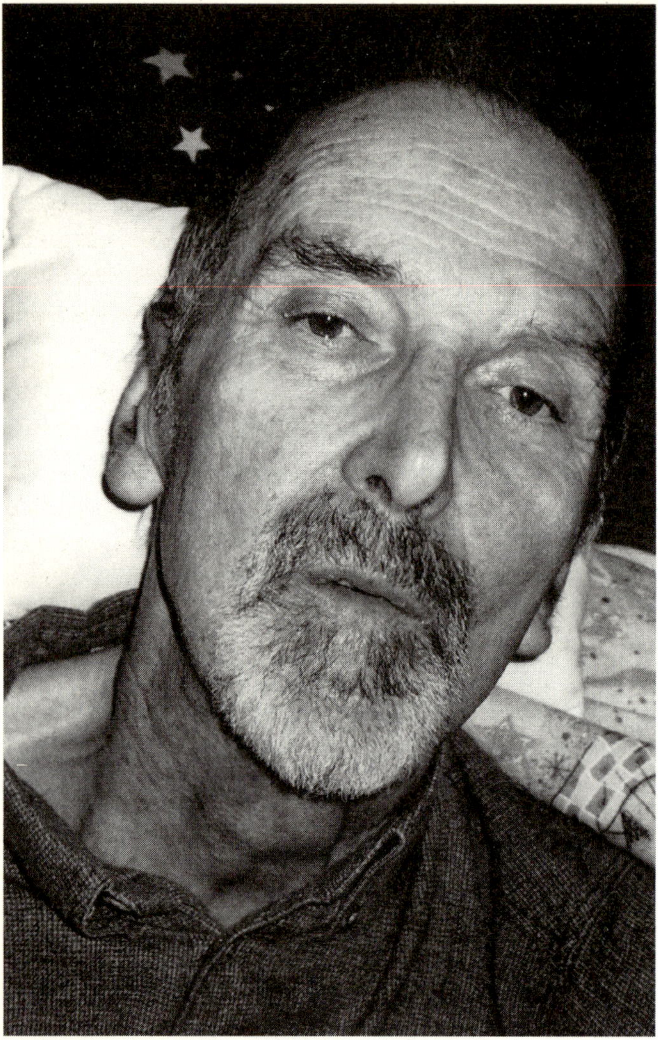

*Wo bist du, Liebster?*

## Mein Mann wird immer schwächer

Peter kann nicht mehr lange sitzen. Das strengt ihn zu sehr an. Wenn ich in die »Oase« komme, treffe ich ihn meist im Bett an. Vor drei Monaten wurde er noch auf einer auf dem Boden liegenden Matte bewegt, damit er nicht versteift. Das geht nicht mehr. Weil er die meiste Zeit liegt, wurden seine T-Shirts hinten aufgeschnitten, damit er von vorne besser hineinschlüpfen kann. Vor einigen Wochen brachte ich ihm in Würfel geschnittene Pumpernickel mit, belegt mit Käse. Das aß er sehr gern. Als er sich immer häufiger verschluckte, habe ich das unterlassen. Er schaut mich nur noch selten aufmerksam an. Noch seltener lächelt er. Aber es gibt noch Augenblicke, in denen er nicht durch mich hindurchsieht. Gestern, zum Beispiel. Als ich ihm seine von ihm selber verfaßte Geschichte über die wirklich abenteuerliche Restaurierung seines Oldtimers, eines VW-Hebmüllers, vorlas. Da lachte er. Das sah ihm ähnlich.

## Wir wachsen durch sein Vergehen

»Stirb oder werde, sonst bist du ein trüber Gast auf dieser Erde«, sagt Goethe.

»Wo bist du?« habe ich heute meinen Mann gefragt.

»Ich bin hier«, hat er geantwortet.

»Wie lange noch?« denke ich. Und: »Er kann nichts mehr werden, aber wir. Wir wachsen durch sein Vergehen.«

Viel Sterben verträgt der Mensch, wenn er sich darauf vorbereitet und den auftauchenden Gedanken darüber nicht aus dem Weg geht. Immer wieder habe ich mich in den vergangenen zehn Jahren gefragt, wie lange es dauern mag, bis die Krankheit meinen Mann besiegt haben wird. Schmerzliche Gefühle, Wut, Verzagtheit und ohnmächtiges Erleben waren meine Begleiter, aber auch Zärtlichkeit und Liebe erfüllten mich, und oft war ich unendlich traurig. Aber Traurigkeit ist keine Depression. Sie wich immer wieder der Freude. Freude, die ich spüre, wenn mein Mann spricht, obwohl er eigentlich nicht mehr verständlich sprechen kann. Freude, wenn er lacht, obwohl ich glaubte, er könne kein Vergnügen mehr empfinden und auch eine wehmütige, schmerzliche Freude, wenn er weint, weil ihn in der Tiefe seiner Seele eine Musik besonders berührt hat. In solchen Augenblicken weht einen etwas an, ein Ahnen darum, daß das Kleine groß sein kann und das Wahre im Unscheinbaren liegt. Letztlich sind wir alle endlich.

Auch nach einer langen Nacht wird ein neuer Tag beginnen. Ein neues Leben vielleicht. Das Kleine sehen, in dem das Große verborgen ist: z.B. das Glück empfinden können, wenn ich bei meinem alzheimerkranken Mann sitze und er etwas »Passendes« von sich gibt und ich aus seinem leise vor sich Hinpfeifen die frühere kraftvolle Lebenslust heraushöre. Damals spürte ich diese Glücksgefühle selten, weil alles so selbstverständlich war. Heute sind diese Augenblicke rar geworden und deshalb so kostbar.

Es ist möglich, mit langem Sterben gut und fruchtbar umzugehen.

# Auch Sterben ist Leben

Leben und Tod gehören zusammen.
Der Schmerz soll im Ich nicht regieren.
Er darf in der Stille nicht eingesperrt sein.
Der Kerkermeister des Leides muß seine Macht verlieren.

Des Lebens Gesetze müssen wir achten.
Dürfen nicht am Unmöglichen hängen.
Es ist gut, wie es ist.
Sollten Schicksal und uns nicht bedrängen.

Wenn Liebe die Trauer bescheint
und Sprachlosigkeit ist überwunden,
kann das Verlöschen des Lebens gar sanft oft sein.
Und Friede erfüllt Todesstunden.

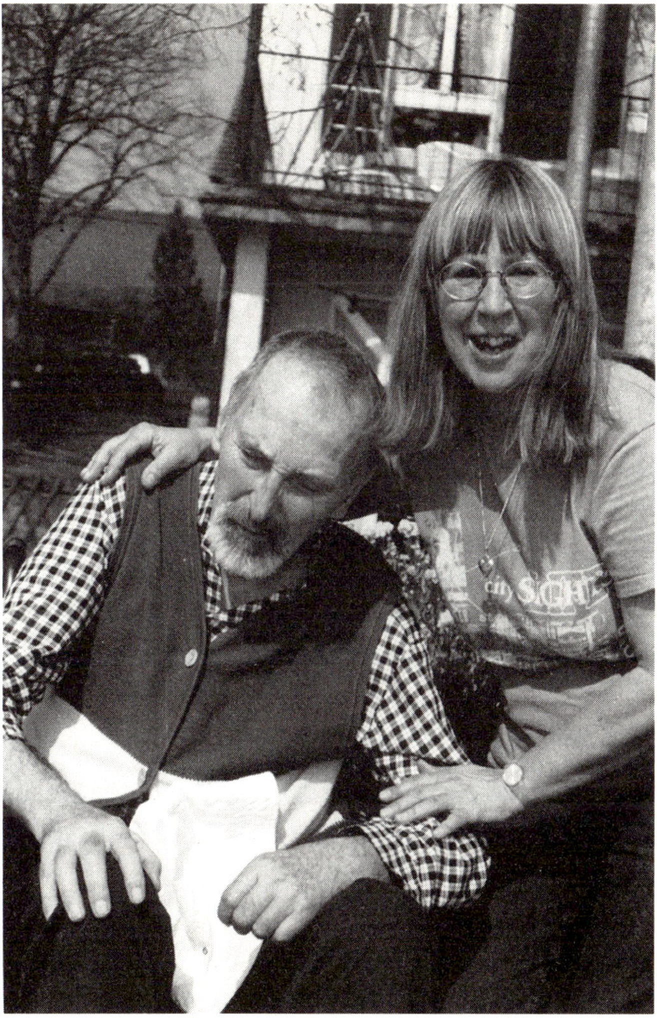

*Wir wachsen durch sein Vergehen*

## Ein Neunjähriger versteht

Ich besuche meinen Mann mit meiner Tochter Claudia, meinem Schwiegersohn Axel und den beiden Enkelbuben Marcel, neun Jahre alt, und Joel, vier Jahre alt.

Mein Mann sitzt im Bett. Er schaut aufmerksam.

Vor ihm, auf der Bettdecke, liegt eine Spieluhr in Form eines kleinen Bären. Ich zeige darauf und erkläre meiner Familie, daß nicht alle Angehörigen mit Spielsachen, Lätzchen und Dingen, die für Babys gedacht sind, für die häufig sehr erwachsen und nicht krank wirkenden, dementen, Heimbewohner gut umgehen können.

Darauf schaut mein neunjähriger Enkel Marcel lächelnd seinen Opa an und sagt: »Warum? Man kann doch sowieso nichts ändern. Man muß es akzeptieren.«

## Meines Mannes Lebensbogen

Ich wünsche mir *sein* langes Leben,
auch, wenn das klingt verrückt.
Möcht' bei ihm sein, ihm alles geben,
selbst, wenn er schon der Welt entrückt.

Er soll die Klugen Lügen strafen,
die wollen, daß er nicht mehr hier.
Die ihre Meinung auf uns warfen,
um fernzubleiben – vor der Tür.

Ganz lange wirkt' er unverändert,
auch, als so vieles ging nicht mehr.
Man mußte es nur sehen wollen: –
In allen Stadien war er *ER*.

Noch einmal Pubertät und Kinderzeit: –
Das war sehr spannend zu erleben
und hielt fürs Hier und Jetzt genug bereit, –
verbot, verlornen Zustand zu erstreben.

Das hätt' ich mir so sehr gewünscht:
Was *eigentlich* –, noch lang zu sehen,
worauf es ankommt, was zählt wirklich.
Ihn wird's nicht kümmern. Er wird gehen.

# 6. Teil

## Das Ende

## 21. Mai 2004

## Peter stirbt: in Würde, begleitet und geliebt

Peter van Deun
– geb. am 17. Juni 1933
in Berlin –
ist gegangen.

Er starb am 21. des Monats Mai 2004
in seinem letzten Zuhause, in der *Sonnweid,*
in Wetzikon.
Ich war bei ihm.

## Leb wohl, mein Liebster

Ich wußt', der Tag würd kommen
Und ahnte wohl den Schmerz.
Heut wurd er uns genommen,
voll Trauer ist mein Herz.

Getröstet bin ich aber,
weil er so lange durft nur *s e i n.*
Und – weil wir jeden Tag des Sterbens
nahmen ins Leben mit hinein.

Deine Uta

Es trauern um Dich:
Deine Frau
Deine Familie
Deine Freunde – überall

## Trost

Was wird sein, wenn Du wirst gehn
und Du nicht mehr bei mir bist?
Wie wird's sein, wenn leer Dein Platz?
Bleibt auch meine Uhr dann stehn?

Werd' versperren alle Sicht.
Dunkelheit bestimmt mein Leben.
Traurigkeit wird herrschen vor.
Und in mir brennt dann kein Licht.

Und doch:
In der Erinn'rung bist Du da.
Will froh sein, daß es Dich gegeben.
In allem, was Du schufst und prägtest,
bist gegenwärtig mir und nah.

***

Als ich zu Peter kam, einen Tag nach »Christi Himmelfahrt«, sagte ich etwas zu ihm, was ich vorher noch nie gesagt hatte. »Hast du auf mich gewartet?« fragte ich. Und er, der in der Regel nicht auf meine Fragen antwortete, schaute mich aufmerksam an und sagte: »Ja.« Zwei Stunden später ging er weg aus diesem Sein. Ich sollte wohl bei ihm sein. Ohne mich hat er nicht sterben wollen.

Ein Freund sagte ein paar Tage später zu mir: »Derjenige, der an Himmelfahrt stirbt, oder einen Tag danach, wird von Christus sofort mit in den Himmel genommen. Das weißt du schon«, sagte

Leo, und: »Du kannst sicher sein, daß er es hell und warm hat, wo er jetzt ist, unser Peter.«

Nun, ich wußte das nicht; aber ich nehme dieses schöne Bild an. Es ist mir Trost.

Es tröstet mich, daß sich meine Freunde gemeinsam mit mir an Peter erinnern, daß wir von ihm erzählen, daß sie mir zuhören, wenn ich ihn beschreibe. Zum Beispiel, als er sich über die Sprache der Badener mokierte. »Die zischen so«, sagte Peter. Und immer, wenn ich die Zischlaute höre: »Du hascht, du bischt und die Y-Burg liegt im Dunscht«, denke ich an Peter und seine treffenden Bemerkungen. Auch die Hessen blieben nicht ungeschoren wegen ihres weggelassenen »n«. »Die habe, die mache, die esse«, spöttelte er. Und sogar meine Schweizer Freundin Natalie, die ihn im Heim *Sonnweid* so liebevoll betreute, erklärte mir lachend, daß Peter sie oft nachäffe. Seine Ironie war aber eine liebevolle.

Auch das tröstet mich – daß ich weiß, daß ich seine große Liebe war, so wie er die meine; sonst hätte ich das Gedicht »Nur Du« nicht schreiben können.

***

## Nur Du

Meine Heimat
Das bist Du.
Wirst es immer bleiben.
Selbst wenn Du heut fern mir bist
Und auch eine andre küßt.
Werd dich immer leiden.

Meine Liebe
Das bist Du.
Werd dich niemals hassen.
Selbst wenn Du allein sein magst
Immer neue Wege wagst.
Konnt mein Glück erfassen.

***

Ein Teil von mir
Das bleibst nur Du.
Selbst, wenn Du wirst nicht mehr leben.
Weiß, daß ich nicht folgen werd
Allein dann bin auf dieser Erd.
Du warst mir als Geschenk gegeben.

***

Ja, er war mir wirklich als Geschenk gegeben, und ich kann es akzeptieren, daß die Tage nach seinem Tod von Verwirrtheit geprägt sind.

# Danach

Statt in den Spiegel, schau ich in die Cremedose.
Ich steige in den falschen Zug.
Statt Kaffee, finde ich heißes Wasser in der Kanne.
Der Peter ist tot.
Ich funktioniere.
Aber nicht richtig.

***

Er war lange krank, mein Peter. Und es tröstet mich, daß er es so gut hatte in den letzten zweieinhalb Jahren seines Lebens. Er durfte eben einfach nur sein.

Als Peter im Dezember 2001 in die *Sonnweid* kam, sagte der Heimarzt: »Wir wollen hoffen, daß er noch einen schönen Sommer hat.« Anfang des Jahres 2003 wagte keiner mehr eine Prognose, weil Peter nach wie vor am Leben und zufrieden war. Und ich war es ebenfalls. Und beruhigt. Nur unter diesen friedlichen Umständen konnte ich meine Gedichte schreiben, viele Geschichten und Erlebnisse der vergangenen zehn Jahre aufschreiben, weil ich mich in Ruhe zu erinnern vermochte.

# Du hattest recht

Im Leben selbst ist unser Sinn zu finden.
Im Wachsen, Düngen und Begießen unsrer Gaben.
Durchs Leid zu gehen, wird unsre Kräfte stärken.
Für Neues – und dafür,
daß Lebenszweige Früchte tragen.

Du sagtest, das Leben sei zu kurz,
um sich für lange zu entfernen.
Wenn man sich liebt, ist's gut zu schätzen,
was uns eint.
Du hattest recht.
Ich wünschte mir, ich könnt' die Zeit
noch mal mit dir erleben.

Das Schicksal hatte es so gut mit uns gemeint.

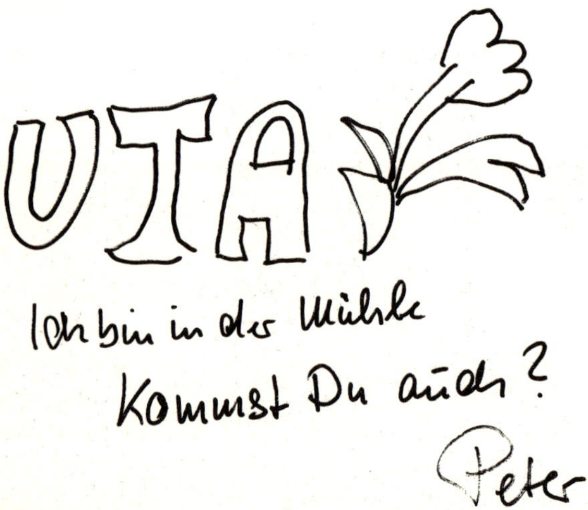
UTA
Ich bin in der Mühle
Kommst Du auch?
Peter

*Ein Zettel von (Peter (1999)*

*Zwei Monate nach Peters Tod*

# Mein Mann erscheint mir im Traum

Heute kam Peter im Traum zu mir. Wir freuten uns sehr, einander zu begegnen. Er wollte mich mitnehmen.

»Wir könnten eine weite Reise unternehmen«, schlägt er vor, »vielleicht mit dem Fahrrad.«

»Ich würde lieber mit dir wandern«, sage ich. »Die Sonne scheint so schön, alles grünt und blüht, und die Vögel singen.«

Dann erscheint ein Fremder, nimmt Peter an die Hand und geht mit ihm fort. Peter winkt mir, ihnen zu folgen. Das Wetter verschlechtert sich. Plötzlich stehen wir an einem breiten Fluß. Das andere Ufer liegt im Nebel. Ich folge dem Paar nicht länger, sondern gehe zurück in die sonnige, warme Landschaft. Als ich mich umdrehe, sehe ich Peter und den Fremden im Nebel verschwinden.

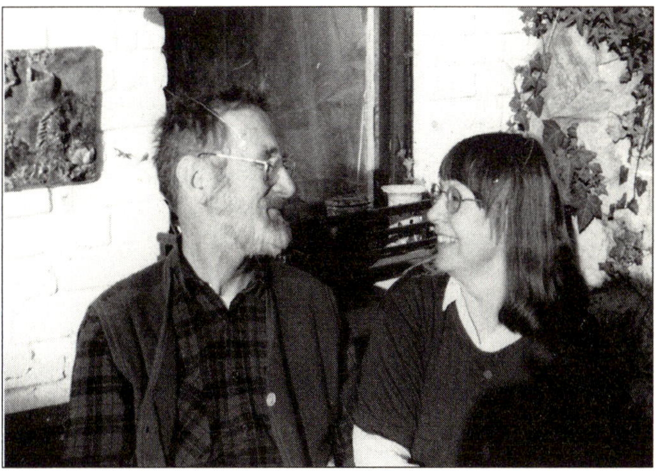

*Peter und Uta: Es bleibt die Erinnerung*

# Herausforderungen annehmen

Hans Jellouschek
**Bis zuletzt die Liebe**
Als Paar von einer schweren Krankheit herausgefordert
Band 5553

„Der Krebs hat uns herausgefordert zu einer Auseinandersetzung mit dem Leben, die uns bereichert und in eine Tiefe geführt hat, die wir sonst nicht erreicht hätten." (H. Jellouschek)

Hans Jellouschek
**Wie Partnerschaft gelingt – Spielregeln der Liebe**
Beziehungskrisen sind Entwicklungschancen
Band 5596

Einer der bekanntesten Paartherapeuten über die Kunst der Paarbeziehung.
„Ein Buch, das Kraft und Stärke ausstrahlt. Ermutigung pur." Intra, Bern

Ernst Andreas Stadter
**Ich will dir sagen, was ich fühle**
Emotionale Kompetenz in Beziehungen
Band 5317

So kann es jedem gelingen in glücklichen Beziehungen zu leben.
Eine praktische Einführung in die Kunst der sozialen Kompetenz.

Wolfgang Heiß
**Älter werden – gesund bleiben**
Die 10 goldenen Regeln
Band 5562

Die Zukunft liegt in unserer Hand. Ziel ist: Zufrieden, kompetent, leistungsfähig und selbst bestimmt zu bleiben. 10 klare Regeln beizeiten beachten.

Verena Kast
**Lebenskrisen werden Lebenschancen**
Wendepunkte des Lebens aktiv gestalten
Band 5402

Krisen gehören zum Leben. Oft ist es schwer, wieder Licht ins Dunkel zu bringen. Doch Krisen haben auch ein anderes Gesicht: Sie können auf positive Veränderungen weisen und Energien freisetzen.

Hildegard Nies/Margarete A. Schindler

**Wenn ich nur noch ein Jahr hätte ...**

Wie würde ich leben?

Band 5345

Was ist einem wirklich wichtig? Jetzt, nicht irgendwann ist die Zeit sich dieser Frage zu stellen um die Kostbarkeit des Lebens zu ergreifen.

Verena Kast

**Sich einlassen und loslassen**

Neue Lebensmöglichkeiten bei Trauer und Trennung

Band 4888

Den Blick nach vorn richten, eine neue Lebenslust entwickeln: Das sind Chancen, die das Leben auch im Loslassen reicher machen.

Sylvia Görnert-Stuckmann

**Wenn man im Alter Hilfe braucht**

Welche Hilfen gibt es wo?

Band 5418

Informationen rund um Hilfeleistungen und Pflegedienste.
Ein umfassender Überblick.

Heinrich Pera

**Da sein bis zuletzt**

Erfahrungen am Ende des Lebens

Band 5483

Wer Menschen am Ende ihres Lebens_weges begleitet braucht die Balance zwischen helfender Nähe und heilender Distanz. Ein bewegendes – und spirituelles Buch.

Patricia Tudor-Sandahl

**Das Leben ist ein langer Fluss**

Über das Älterwerden

Band 5583

Abenteuer Älterwerden: Aus der Überwindung von Unsicherheit werden neue Chancen. „Ein kluges Buch. Äußerst lesenswert, auch wenn man noch nicht das Alter hat, von dem es handelt." (Kultur)